La psychanalyse et les nouvelles méthodes d'investigation de l'inconscient

5-7, rue de l'École-Polytechnique, 75005 Paris
www.editions-harmattan.fr
ISBN : 978-2-343-13205-1
EAN : 9782343132051

Auguste MARIE

La psychanalyse et les nouvelles méthodes d'investigation de l'inconscient

Étude des problèmes de l'inconscient au point de vue du déterminisme psychologique et de la psychanalyse

Préface de Roger TEYSSOU

L'Harmattan

Acteurs de la Science

Fondée par Richard Moreau,
professeur honoraire à l'Université de Paris XII
Dirigée par Claude Brezinski et Roger Teyssou

La collection Acteurs de la Science est consacrée à des études sur les acteurs de l'épopée scientifique moderne ; à des inédits et à des réimpressions de mémoires scientifiques anciens ; à des textes consacrés en leur temps à de grands savants par leurs pairs ; à des évaluations sur les découvertes les plus marquantes et la pratique de la Science.

Dernières parutions

Roger TEYSSOU, *Jérôme Fracastor (1478-1553), De la nature des choses à la nature des germes,* 2017.

Alain GIRET, *Les températures et l'effet de serre. Essai sur l'histoire et l'avenir du climat,* 2017.

Edouard PÉLISSIER, *Ambroise Paré. Chirurgien des soldats et des rois (1510-1590)*, 2017.

Letizia JOUFFROY, *Bach et Händel, Deux musiciens illustres dans le noir, Les barbiers à l'aube de la chirurgie*, 2016.

Michel ROUFFET, *Mais comment en est-on arrivé là ? La terre de 4000 à 4,5 milliards d'années,* 2016.

Roger TEYSSOU, *Jean Wier. Des dieux, des démons, des sorcières,* 2016..

Sofiane BOUHDIBA, *Pavillon jaune, Histoire de la Quarantaine, de la Peste à Ebola,* 2016.

François DEMARD, Pierre MANDRILLON, *Dans l'œil du cyclotron,* 2016.

Gilles GROS, *Pierre Fauchard, ce génie de l'épistémologie en art dentaire*, 2016.

Robert LOCQUENEUX, *L'électricité au Siècle des lumières. Nollet, Franklin & les autres,* 2016.

Jean PERDIJON, *Les physiciens sont-ils des intellectuels ? Petit traité (illustré) de culture physique*, 2016.

Francis WEILL, *Folie du monde et vertige des religions : mémoires d'un vieux médecin,* 2016.

A Madame la Marquise de Ludre

En souvenir de sa gracieuse collaboration au laboratoire de M. le Pr Raymond, à la Salpêtrière, à Villejuif et à l'Ecole pratique des Hautes Études.

PRÉFACE

C'est à Voiron dans l'Isère, entre Grenoble et Chambéry, que naquit, le 16 février 1865, Auguste Marie (1865-1934). Son père, André Marie, était professeur de musique, sa mère, née Joséphine Girod, femme au foyer. Il commença ses études de médecine à Grenoble puis passa, en 1885, le concours de l'internat à l'hôpital militaire de la ville. Parallèlement, il obtint une licence en droit et s'inscrivit même comme avocat au barreau de Grenoble. Il se rendit ensuite à Paris où, après son externat, il se présenta avec succès au concours de l'internat des Asiles de la Seine en 1888. En 1890, il soutint à Paris, sa thèse de doctorat N° 349 : *Contribution à l'étude des troubles oculaires dans la paralysie générale.* Par voie de concours, il accéda au poste de médecin-adjoint des Asiles de la Seine. Il échappa de peu à la mort en 1908 lorsque l'un de ses malades déchargea sur lui une arme de poing sans l'atteindre. En 1914, il s'engagea dans l'armée et fut blessé à la tête à l'automne 14. Après l'armistice, il retrouva son poste à Villejuif avant d'être nommé à Saint-Anne comme chef du service de l'Admission, poste qu'il occupera jusqu'à sa retraite.

Il avait obtenu, en 1890, une bourse de voyage en Ecosse qui lui avait permis d'étudier le *boarding out system* (accueil des malades mentaux dans des familles) qui lui inspirera la fondation de la colonie familiale de Dun-sur-Auron (Cher), là où les malades mentaux non dangereux étaient confiés à l'habitant, leur permettant de profiter en liberté d'une vie familiale. Il contribuera à l'introduction en France de la malariathérapie comme traitement de la paralysie générale syphilitique[1], méthode initiée par le médecin autrichien Julius Wagner von Janregg (1857-1940) en 1918. Il mourut à Orly, dont il avait été maire et conseiller général, le 29 juillet 1934.

[1] Méningo-encéphalite chronique diffuse due au *Tréponema pallidum*, mortelle à l'époque, en deux ou trois ans.

Son livre, *La psychanalyse et les nouvelles méthodes d'investigation de l'inconscient* … fut édité chez Flammarion en 1928, dans la collection Bibliothèque de philosophie scientifique dirigée par le médecin et anthropologue Gustave Le Bon (1841-1931). Auguste Marie était alors âgé de 63 ans.

Charles Fiessinger (1857-1942) disait de cette publication : *Il circule dans ces pages le bon sens, le sentiment de la mesure, cette vision directe du réel, cette méfiance des affirmations tapageuses qui appartiennent en propre aux qualités et au génie de la race française*[2].

La première partie de l'ouvrage exposait en six chapitres le freudisme tel que le voyait le corps médical français après le premier conflit mondial, c'est-à-dire sans aménité. La seconde, plus longue, était une critique de la psycho-analyse introduite depuis peu en France par l'école de Bordeaux avec Emmanuel Regis (1855-1918) et son élève Angélo Louis Marie Hesnard (1886-1969).

Dans le premier chapitre de cette première partie, Auguste Marie décrivait, avec le détachement d'un entomologiste examinant une nouvelle espèce parasitaire, les organes vitaux de la psychanalyse, cette étrange chimère intrusive : le refoulement (censure, transfert), l'inconscient et ses accoutrements, les rêves frustratifs, les compensations (sublimations, idéalisations), la libido, véritable creuset de la doctrine ou plutôt marmite dont les sorciers freudomanes extrayaient les symboles sexuels les plus ahurissants !

Le chapitre 2 était consacré à l'interprétation des rêves au travers d'une métaphysique gorgée d'obscures et innombrables aspirations, mystérieuse oniromancie développée à l'aubaine d'un moi qu'avait décérébré Morphée, ce dernier étant le messager de ce qu'on allait faire et non de ce qui devait arriver.

Le troisième chapitre abordait la psychologie du rêveur. Après un bref rappel des diverses interprétations de son mécanisme : manifestation de l'homme instinctif pour Alfred Maury (1817-1892) qui le rapprochait de l'aliénation mentale,

---

[2] Discours prononcé par M. le Docteur Paul FAREZ aux obsèques du Docteur Auguste Marie, 1er août 1934, 4.

résultat de stratifications cérébrales comportant rêves et délires pour Theodor Meynert (1833-1892), Marie abordait l'étude explicative du rêve par les substances psychotropes censées être les sésames du subconscient. Maury et Jacques Moreau (1804-1884) qui, à la suite de ses voyages au Moyen-Orient, expérimenta les effets du chanvre indien dans l'exploration des pathologies mentales, avaient déjà exploré cette voie de recherche. Gustave Le Bon avait montré, en 1883, que le haschich à forte dose entraînait des effets proches de ceux observés dans *l'hypnose et le somnambulisme* (*dédoublement du moi et automatismes psychologiques euphoriques*)[3]. Marie insistait beaucoup sur les travaux de psychologie expérimentale de Paul Bleuler (1857-1939), de Carl Gustav Jung (1875-1961), Jacques Arsène d'Arsonval (1851-1940) qui, du moins le souhaitait-il, jetteraient le pont entre la psychologie expérimentale et la psychanalyse des rêves et des actes automatiques dits manqués, espoir que l'avenir ne confirmera pas. Mais Freud avait un a priori inébranlable : dans les manifestations psychologiques, tout était déterminé, rien ne pouvait arriver par hasard. Il se faisait un devoir d'aller chercher les causes enfouies responsables de tel ou tel phénomène mental. Les rêves lui apportaient un matériau riche en indices échappant à la vigilance du moi. L'inconscient se trahissait alors, abandonnant des lambeaux de son travestissement pour dévoiler sa véritable nature, ses véritables tendances.

Le chapitre 4 était consacré aux psychoses et aux névroses. *Pour notre maître* Jules Déjerine (1849-1917), rappelait Marie : *… La psychothérapie se résume à l'influence bienfaisante d'un être sur un autre dans le cadre d'une absolue confiance : la démarche suit toujours les mêmes étapes : émotion, acceptation consciente, conviction*[4]. Autrement dit, il n'y a que la foi qui sauve et le Freudisme avait de troublantes similitudes avec la religion !

---

[3] Marie A., *La psychanalyse et les nouvelles méthodes d'investigation et l'inconscient* … Paris, 1928, 49.
[4] Marie, *Ibid.*, 66.

Au chapitre 5, la libido faisait une entrée en scène fracassante : sûre d'elle et dominatrice, écrasant les vieilles conceptions des psychologues qui mettaient au premier rang la conscience, les facultés morales et intellectuelles, les sentiments sublimés et idéalisés. Tout cela était balayé et subordonné à l'élan vital incarné par cette libido dont Freud ne connaissait que la *libido sentiendi*, autrement dit sexuelle et ignorait superbement les deux autres, la *libido sciendi* et surtout la *libido dominandi* à laquelle il était pourtant totalement inféodé, son ambition et son orgueil ne connaissant d'autres limites que celles de son incommensurable suffisance, de son insondable autosatisfaction, de sa monumentale superbe. Marie montrait néanmoins le bout de l'oreille et manifestait indirectement son rejet de cette théorie purement métaphysique quand il écrivait : *Quelques réserves que l'on puisse faire sur la base organique des phénomènes mentaux, un fait s'impose de plus en plus aujourd'hui à l'observation, c'est leur rattachement à l'activité réflexe du cerveau. On ne diffère que sur le degré de ce rattachement vu la nature extrêmement diffuse de l'acte psychique, il peut être considéré comme une formidable complication du réflexe (Hesnard)*[5]. Cela ne l'empêchait pas de tenter d'associer le freudisme à la réflexologie en affirmant que celui-ci traitait les phénomènes mentaux comme des réflexes : laissons-lui ses illusions et la responsabilité de cette tentative de concilier l'inconciliable. Poursuivant son raisonnement, il interprétait le conscient et l'inconscient comme deux variétés distinctes d'écoulement de l'excitation, toute opération psychique empruntant un circuit déterminé d'associations réflexes. Explication difficile à concilier avec la vulgate freudienne … Thomas d'Aquin (1228-1274) avait eu moins de mal à faire concorder la foi et la raison !

Le sixième et dernier chapitre de cette première partie commençait par ces mots : *La difficulté incontestable pour la médecine classique de se concilier avec la psychanalyse et ses points de vue réside dans l'antinomie des classifications officielles avec celles que propose Freud. Sans nous attarder à*

---

[5] Marie, *Ibid.*, 96.

rappeler les classifications neuropsychiatriques dont Freud souligne la précarité, remarquons que sa propre classification reste assez obscure et incomplète ; il s'est cantonné dans l'étude de la cure des névropathies et des psychonévroses prises dans le sens d'affections sine materia (cognita), c'est-à-dire sans cause apparente, et de troubles fonctionnels, plutôt qu'organiques fonctionnels[6]. C'était bien là que le bât blessait. D'autant que Joseph Babinski (1857-1932) avait disqualifié l'hystérie, sapant le mur de soutènement du système freudien. Désormais, on parlait de pithiatisme et ces sujets étaient désormais assimilés à des simulateurs. La pantomime freudienne tournait à la pathomimie.

La seconde partie de la *Psychanalyse et les nouvelles méthodes d'investigation de l'inconscient* était beaucoup moins indulgente que la première qui, pour autant, ne l'était guère. L'auteur reprochait au Maître de Vienne de privilégier les explications psychogènes au détriment du concept organique du fonctionnement normal et pathologique du système nerveux. Il critiquait ce pansexualisme totalitaire et envahissant. Cette manie de génitaliser la terre entière donnait à penser que ses adeptes étaient eux-mêmes d'acharnés érotomanes qui, de surcroît, appliquaient des pétitions de principe arbitraires et indémontrables à des sujets fragiles et malléables. Ernest Dupré (1862-1921) avait déjà fait remarquer que psychanalystes et psychanalysés réalisaient la plupart du temps un complexe morbide indissoluble. L'analogie entre le freudisme et une croyance rendait d'autant plus forte la conviction de Marie *qu'à une activité mentale nettement suspendue ou perturbée correspond nécessairement un état d'altération des centres nerveux non moins décisif*[7]. Pour quelles raisons, sous quel prétexte, refuserait-on au cerveau d'être le siège de processus pathologiques qu'on accordait sans la moindre restriction à d'autres organes[8]. Marie estimait à juste titre que *la limite entre*

---

[6] Marie, *Ibid.*, 102.

[7] Marie, *Ibid.*, 139.

[8] On trouve dans le *De natura rerum* de Lucrèce ces quatre vers qui attestent de l'ancienneté de la position uniciste vis-à-vis des choses du corps et de l'esprit : *J'affirme d'abord que l'esprit des hommes, ou, comme nous*

les maladies mentales organiques et non organiques correspondait aux frontières de notre ignorance qu'on pouvait espérer repousser en progressant dans la connaissance du fonctionnement du système nerveux. Il ajoutait : *Les facultés mentales résultant du fonctionnement d'un réseau cellulaire extrêmement complexe et différencié ... les facultés mentales ne peuvent pas y être exactement localisées. Elles s'accompagnent du fonctionnement simultané de territoires de l'écorce très nombreux, très vraisemblablement de l'ensemble de toute l'écorce cérébrale et sans doute des centres sous-jacents reliés ensemble. Cela permet d'expliquer les fonctions vicariantes ou de remplacement, de compensation et de suppléance.* On pourrait y voir une prémonition de la découverte récente dans le claustrum cérébral (lame de substance grise entre le fond de la scissure de Sylvius, l'insula, en dehors, et le noyau lenticulaire, en dedans) d'un réseau neuronal englobant la totalité du cerveau, siège possible de la conscience[9].

Marie exposait également l'influence du freudisme sur l'art et soulignait le rôle prépondérant du Surréalisme dans sa diffusion dans les milieux intellectuels. Il combattait cet excès qui croyait déceler l'influence de Freud dans toute la production romanesque française contemporaine jusqu'à faire de Marcel Proust (1871-1922) un de ses émules sans se soucier de la chronologie et sans envisager qu'il était plutôt son précurseur ! Nous retiendrons cette phrase pleine de bon sens qui définissait la frontière entre la démarche scientifique et celle du philosophe, entre le neurologue et le psychanalyste : *La vie affective ... semble bien séparée du monde rationnel, bien qu'habitant la même demeure. Mais la raison en est propriétaire, tandis que le sentiment n'est que locataire*[10]. Ceci complétait l'opinion de Marie concernant le caractère de

---

l'appelons souvent, leur intelligence, qui est le siège du jugement et le guide de la vie, ne forme pas moins une portion de leur être que la main, le pied, ou les yeux, ne sont des parties du tout vivant. Lucrèce, *De rerum natura*, M. Nisard, Paris, 1843, livre **III**, *46*, vers 94-97.

[9] Marie, *Ibid.*, 141, 150, 151 ; Entretien avec Christophe Koch, *La Recherche, 527, septembre 2017,52-56.*

[10] Marie, *Ibid.*, 199.

Sigmund Freud qui à ses yeux appartenait *assurément au type romantique, à d'autres incombant la tache de reprendre ses théories pour les rattacher à ce que nous enseignent les sciences biologiques et physiologiques, pour former un vaste système dont la perfection soit inattaquable*[11]. Vaine espérance : tout comme certaines religions ne seront jamais solubles dans la démocratie, le freudisme n'incorporera jamais la moindre bribe de méthode scientifique. L'avenir, hélas, le confirmera.

Et puis surgissait Wladimir Betcherew (1857-1927) [12]. Auguste Marie nous y avait un peu préparé quand il parlait de cette machine réflexogène qu'était pour lui le cerveau. Or Betcherew pensait que le psychisme était inséparable des opérations physico-chimiques substrats de son fonctionnement. Il expliquait le foisonnement des activités oniriques par l'inhibition de la motricité pendant le sommeil, l'exacerbation des fonctions cérébrales les rapprochant alors des perceptions pures à l'exclusion de toute autre fonction. Il rapprochait ce processus des pathologies hallucinatoires pour avoir remarqué chez ses malades que les délires étaient d'autant plus prégnants que la motricité était plus bloquée. Et Marie tentait, une fois de plus, d'harmoniser les travaux de Betcherew sur la réflexologie avec ceux de Freud sur la psychogenèse : *La réflexologie ... exige une révision complète du côté subjectif de la psychanalyse mais donne à celle-ci la base organique qui lui a manqué jusqu'à présent.* Il était aidé dans cette démarche par Betcherew lui-même qui affirmait : *La connexion qui existe entre la réflexologie et la psychanalyse se manifeste d'abord dans l'adoption par Freud du procédé cathartique pour libérer les malades d'un affect coincé*[13]. Qu'était-ce donc cette libération sinon la décharge d'un réflexe dont l'exhibition constituait le foyer même du mal ? La réflexothérapie betcherewienne reposait sur des excitations sensitivo-sensorielles associées qui rééduquaient les sujets névropathes dans le sens d'une inhibition freinatrice. Séances après séances, pas à pas, il apprenait à ses malades à ne plus être kleptomanes, énurésiques

[11] Marie, *Ibid.*, 168.
[12] Marie, *Ibid.*, 245 et suiv..
[13] Marie, *Ibid.*, 256.

ou onanistes. Freud, en revanche, procédait par auto-révélation au malade des mauvais mécanismes auxquels il cédait. Les amenant dans le champ de la concience, il procurait au sujet l'opportunité de les corriger. En somme monsieur Freud faisait de la rélféxothérapie sans le savoir, comme monsieur Jourdain, de la prose … En revanche, on peut affirmer que Betcherew avait anticipé sur ce qu'on appellera la psychothérapie cognitivo-comportementale. Et même si, par hypothèse aventureuse, les deux méthodes eussent reposé théoriquement sur l'enrayement ou le désenrayement des réflexes cérébraux, il n'en restait pas moins que la psychanalyse tombait et retombait dans le travers du symbole et de l'introspection suggérés aux patients qui en ferait toujours un monoïdisme troublant, une construction verbale et une idéologie étroitement exclusive.

Le livre d'Auguste Marie reflétait bien le malaise et la perplexité éprouvés entre les deux guerres par les neuro-psychiatres devant l'intrusion du freudisme en France. Paul Sollier (1864-1933) écrivait en 1914 à propos de la psychanalyse : *Méthode de recherche psychologique avant tout, procédé utilisable dans certains cas pathologiques à la rigueur, elle est à laisser de côté comme insuffisante et dangereuse au point de vue de la thérapeutique des névroses et de l'hystérie en particulier*[14]. Même réticence chez Emmanuel Regis (1855-1918) et son assistant Angelo Hesnard (1886-1969) : *C'est avec raison qu'on s'élève de divers côtés contre le « pansexualisme » de FREUD ... à supposer que toute psycho-névrose se rattache à un complexe émotif antérieur ... les méthodes employées par FREUD et ses disciples pour déceler ce complexe et le mettre à jour, sont, pratiquement, très infidèles et très incertaines ... La théorie de FREUD, malgré tout, n'est pas sans grandeur. Elle a les allures non seulement d'une doctrine psychologique mais aussi, comme on l'a fait remarquer, d'une doctrine religieuse. Aussi s'explique-t-on son retentissement et la passion avec laquelle elle est soit défendue, soit combattue. Telle qu'elle est et quelle que soit sa destinée à venir, elle nous a paru mériter*

---

[14] Sollier Paul, *L'hystérie et son traitement*, Paris, 1914, 150 ; R. Teyssou, *Paul Sollier contre Sigmund Freud, l'hystérie démaquillée,* Editions l'Harmattan, 2013.

par son originalité, son ampleur, son actualité même, le court exposé que nous venons d'en faire[15]. Dans le dernier chapitre de son ouvrage, Auguste Marie était non moins réservé : *Quant à l'avenir de ce mouvement, nous le jugeons en fonction du contrôle que lui fournira l'étude objective des phénomènes neuropsychiques et voyons là une perspective d'autant plus encourageante que cette dernière semble s'en rapprocher d'une manière très significative.*

Nous parlons de l'appui inattendu pour les freudiens eux-mêmes, mais d'autant plus précieux, qu'ils vont trouver dans la Réflexologie de Betcherew[16].

On peut toujours rêver, cher docteur Marie, mais, comme dit le proverbe : *Träume sind Schäume*[17].

Roger Teyssou

[15] Regis E., *Précis de psychiatrie*, Paris, 1914, 41-42.
[16] Marie, *Ibid.*, 245-246.
[17] Tout songe est mensonge.

AVANT-PROPOS

Tout comme l'alchimie précéda la chimie et l'astrologie préparant l'astronomie, toute science positive et établie sur les faits est préparée et précédée d'empirisme ; il y a une métapsychiâtrie comme il y a une métapsychie.

Krœplin disait de Freud qu'il faisait de la métapsychiâtrie, mais cela ne saurait en rien disqualifier le promoteur de la psychanalyse. Ses recherches, croyons-nous, demeurent précieuses, et il reste seulement à les corroborer par les méthodes expérimentales et objectives ; il en subsistera certainement une part importante ; d'autres parties seront rectifiées ou infirmées, mais quelles découvertes sont définitives dans les sciences humaines et quelles sont celles qui n'appellent pas encore et toujours des contrôles constants et des rectifications multiples de tous les instants et sur tous les points ?

Comme l'a dit excellemment et tout dernièrement notre illustre maître le Pr Ch. Richet : « Ceux qui ont raillé la métapsychique sous prétexte qu'elle est une science occulte en sont pour leur courte honte, comme ceux qui raillaient la chimie, sous prétexte que la poursuite de la pierre philosophale était décevante, comme Thomas Diafoirus (ferme comme un Turc sur les principes) qui soutenait une thèse contre les circulations.

Oui, les sciences évoluent, et évoluent vite ; la métapsychique mentale n'est plus embryonnaire. Elle est décidément constituée, et ceux qui la contestent seront, demain, aussi démodés que Voltaire qui croyait que les fossiles des montagnes étaient les coquilles des pèlerins revenant de terre sainte, aussi ridicules que Thomas Diafoirus, solide sur les principes d'Aristote.

En fait de principes, il n'y a que ceux de Lavoisier, de Claude Bernard, de Pasteur. Les méthodes expérimentales et objectives partout et toujours.

Salut donc aux nouvelles sciences qui, peut-être, vont changer l'orientation de la pensée humaine. »

En remerciant mon éminent maître et ami le Dr G. Le Bon du grand honneur qu'il m'a fait de me confier ce travail, j'en vais de suite indiquer le plan, qui montrera dans quel esprit j'ai traité le sujet. Il se divise en deux parties, de six chapitres chacune :

1re *partie* : Les six premiers chapitres exposent successivement : 1° comment la psychanalyse entend explorer l'inconscient ; 2° la métaphysique des rêves et 3° la psychologie du rêveur ; vient ensuite : 4° le Freudisme en pathologie mentale avec 5° la libido, comme base fondamentale des psychonévroses ; 6° la cure psychanalytique de ces dernières.

La 2e *partie* comprend : 1° les critiques et objections faites au Freudisme ; 2° l'insuffisance neuro-psychiatrique de la doctrine ; 3° les passages insensibles des phénomènes inconscients au conscient par le subconscient ; 4° l'influence du Freudisme sur la littérature et l'art ; 5° sur la société (histoire et préhistoire, morale, hygiène et prophylaxie mentale ainsi que pédagogie) ; 6° la nécessité de contrôler les déductions de la psychanalyse par l'étude objective du mécanisme neuro-psychique (réflexologie).

Avec les épreuves de ce livre est arrivée de Leningrad la nouvelle du décès subit de Bechterew. C'est une grande perte pour l'humanité et la science. Son œuvre reste inachevée, mais elle sera reprise par ses élèves et le contrôle objectif qu'elle fournit à la psychanalyse ne pourra que gagner en importance.

Dr A. Marie.

La psychanalyse
et les nouvelles méthodes
d'investigation de l'inconscient

PREMIÈRE PARTIE

EXPOSÉ DU FREUDISME

CHAPITRE PREMIER

COMMENT LES PSYCHANALYSTES ENTENDENT EXPLORER L'INCONSCIENT

Freud est parti des recherches de Breuer sur les « lacunes hypnoïdes » des hystériques. Il distingue, dans les conflagrations psychiques, des interférences qu'il a nommées « refoulements ». Ce refoulement jouerait un rôle particulier dans les actes automatiques involontaires ou inhibés, dans les syndromes morbides névropathiques, dans les rêves et les jeux de l'imagination les plus fantaisistes, ceux de la rêverie et de la composition artistique comme ceux des divagations les plus délirantes.

— Des profondeurs de l'inconscient, un bouillonnement de tendances déborde le moi conscient dans un perpétuel renouveau. Mais dans les stratifications fondamentales du psychisme, un fonds commun prévaut ; il évoque les premiers stades de la mentalité humaine et même pré-humaine. Sur ce fonds s'étagent les couches successives de l'ontogénie infantile, reflet de la phylogénèse psychique ancestrale. C'est ce fonds infantile qui transparaît, bien que contenu, ou refoulé, dans la vie psychique de l'adulte à tous les instants de son évolution et de ses fluctuations, normales ou pathologiques.

L'exposé succinct des conceptions freudiennes a été souvent fait ; Blondel l'a tenté fort heureusement en une série de citations textuelles tirées de Freud lui-même.

Nous nous contenterons tout d'abord de rappeler aussi d'après Freud et ses meilleurs disciples les principes essentiels de sa conception ; nous nous baserons surtout sur ses *cinq leçons classiques*, traduites par V. Le Lay, et sur son grand volume de la *Science des Rêves*, traduit par Meyerson, ainsi que sur les commentaires qu'en ont fait les Freudistes les plus éminents.

— Dans ses cinq leçons fondamentales, Freud rappelle d'abord la découverte de la méthode cathartique par Breuer. Il y montre que chez une névropathe hystérique, l'hypnose permit de déceler une double conscience avec « lacunes hypnoïdes ». Breuer désignait ainsi les arrêts (inhibitions ou interférences) témoignant de heurts ou conflits intérieurs inconscients. De là des symptômes déterminés en rapport avec les traumas psychiques, réminiscences résiduelles symbolisant les séquelles de chocs subis, que Freud appelle les « affects coincés ».

Pour lui, le monde intérieur des pensées n'est qu'un tourbillonnement d'aspirations instinctives primitives, pour la plupart inconscientes. A l'inverse des psychologues qui se basent sur la conscience et l'introspection, Freud n'y voit qu'une résultante, processus ultime, conséquence des conflits innombrables de nos tendances premières. Entre elles, un ordre s'établit nécessairement en fonction des adaptations vitales, familiales et sociales ; le milieu et les possibilités individuelles conditionnent cette hiérarchie de directives ; une sorte de censure préconsciente y préside, celle-ci n'admet en principe dans le champ du conscient que ce qui est conforme à la règle adoptée, à l'unité du moi, qui est en devenir chez chacun de nous. Mais des aspirations instinctives puissantes persistent d'emblée ; repoussées, elles tendent à reparaître sous des formes plus ou moins reconnaissables pour réclamer satisfaction.

— Evoquant les enseignements de Charcot et P. Janet, Freud repousse l'hypothèse de l'insuffisance de synthèse psychique comme cause de dissociation mentale des névropathes ; il lui oppose son hypothèse du combat intérieur des tendances contradictoires pour la sauvegarde de l'unité du moi.

Il en résulte une résistance aboutissant au refoulement des tendances par la censure unitaire. Il situe cette dernière, comme une sorte d'introducteur des ambassadeurs de l'inconscient, dans l'antichambre de la conscience. De là, une crise morale latente par persistance de tendances refoulées.

Ces tendances reparaissent méconnaissables, travesties ou épurées. Les travestissements se réalisent par un certain nombre de modes que l'on retrouve dans les manifestations de la mentalité des premiers hommes comme dans celle de l'enfant.

Après s'être élevé au-dessus de ces modalités simplistes, le moi y peut retomber, comme dans le rêve dont l'apparente absurdité s'explique par les lois de régression.

Dans les maladies neuro-psychiques une régression analogue s'observe et les mêmes lois s'appliquent, pour comprendre et interpréter les délires ou les rêves.

A l'état normal ces lois commandent les manifestations de l'automatisme inconscient et ses transpositions dans nos réactions. Ces retours complexes en arrière aboutissent à des symptômes régressifs par fixation rétrospective. Ils peuvent être compensés, réparés, « décrochés », de leur régression par la psychoanalyse. Celle-ci en dévoile la trame au thérapeute freudien et, par lui, au malade à libérer.

— Développant le déterminisme mental, Freud s'efforce de démontrer que tout s'explique et se tient inéluctablement dans notre psychisme. Ce qu'on attribuait au hasard, à l'oubli, à l'erreur ou à l'inattention, n'est que l'expression de tendances précises refoulées ; elles reviennent à la charge par l'intermédiaire de rêves et d'automatismes involontaires de tous genres.

Pour déjouer la vigilance de la censure, ces tendances se dissimulent derrière des allusions d'autant moins transparentes qu'elles peuvent, paradoxalement, être inversées en leurs contraires : ou bien elles s'appliquent en miroir à une tierce personne, sosie plus ou moins méconnaissable du dormeur, ou d'autres personnalités. Pour dévider plus vite les associations et évocations de sentiments qui les accompagnent, ces reviviscences de désirs évoquent des personnages multiples, déformés par polyvalences.

Des attributs variés et inattendus sont transposés sur la même évocation synthétique, par condensation de plusieurs images en une seule, celle-ci reste sans fixité d'ailleurs et changeante dans le rêve, comme les aspects des nuages d'Hamlet (1).

— Freud pose la base psychologique fondamentale sur la sexualité infantile. C'est ici surtout que Freud innove. Il fonde délibérément le psychisme sur l'instinct de conservation spécifique ou libido. Etendue d'abord à la nutrition individuelle, et à l'attachement de l'enfant à la mère, la libido englobe l'auto-érotisme avec les sphères érogènes des satisfactions buccales et autres ainsi que tous les réflexes fonctionnels causes de « complexes », sensuels et affectifs.

(1) Par inversion ou condensation, le voleur rêvera qu'il est volé ou qu'une tierce personne vole en son lieu et place ; des personnages changeront de tête ou auront plusieurs faces sur la même tête, etc.

L'hétérosexualité évolue ainsi des formes parentales, dérivées de l'attachement nutritif (complexes d'Œdipe et d'incestes), aux formes bisexuées de la puberté normale, propices à la perpétuation de l'espèce.

Une série de couches affectives se superpose des plus simples aux plus complexes. Hautement évoluées, elles s'étagent dans le psychisme. Les plus basses rappellent dans l'évolution de l'enfant toute l'évolution de l'espèce en raccourci.

L'instinct de conservation s'y confond initialement avec l'attachement affectif de l'enfant lié à la mère, littéralement pendant la phase utérine, puis par le sein, dans la phase d'allaitement ; ensuite, après sevrage et alimentation mastiquée, il y a détachement et éloignement (marche) progressif de la mère sous sa protection tutélaire. Par identification graduelle avec l'autorité des parents, l'enfant transpose en lui les censures préservatrices de l'individu, en attendant le triomphe des censures préservatrices de l'espèce.

Celles-ci supplantent finalement le narcissisme (égoïsme primitif, autoérotique). Ainsi s'établit l'hétérosexualité, extériorisation affective génératrice des procréations nécessaires.

— Freud situe les aberrations de sexualité et névroses dans le fait que le malade refoulant les attirances en conflit avec sa conscience mais incapable d'atteindre les buts normaux, se réfugie dans la maladie : le symptôme morbide éclôt ainsi sur les conflits de complexes par reviviscence de tendances régressives infantiles et par impuissance évolutive. Le remède à ces complexes consiste dans le transfert psychanalytique. La psychanalyse transpose sur le médecin traitant le faisceau de tendances affectives enchevêtré par refoulements maladifs. Elle restitue les possibilités de progrès par sublimation et épuration de sentiments, elle libère le psychisme des états de crise angoissantes qui le paralysaient. Les symptômes morbides ne sont ainsi que des retours à des stades d'arrêts d'évolution antérieure, des fixations régressives, des rétroversions.

— La conception de Freud repose, on le voit, sur la confluence de tendances psychologiques formant, à l'état normal, un ensemble harmonique où les aspirations dominantes doivent constituer un faisceau homogène et convergent. Faute de cette synthèse éclosent les symptômes morbides, de même lors de ses fluctuations et éclipses, apparaissent, à un degré atténué, des rêves insolites, des inhibitions ou automatismes contradictoires et paradoxaux. La synthèse normale constitue le moi conscient, mais le moi non conscient étend le champ d'activité psychique réelle bien au delà des limites de la conscience, de la mémoire proprement dite et de la volonté réfléchie.

La conception de Freud éclaire d'un jour particulier le mécanisme élémentaire de nos réactions. Toutes nos opérations mentales font dès lors partie d'un système, d'un complexus psychique où le fonds commun semble appartenir à l'interpsychologie selon Tarde.

Ce fonds se retrouve en effet dans les contes, les mythes, les fables, les proverbes, sagesse des Nations, les chants populaires, le Folklore, en un mot dans toute la symbolique ancestrale. Tout cela reste inscrit dans le patrimoine racial, commun, de l'espèce humaine la plus lointaine. La préhistoire y est comprise, ainsi que le patrimoine prégénital et préhumain des mémoires médullaires, pourrait-on dire. Le rêveur en ignore l'existence, mais ces substructures se manifestent dès la phase infantile dans l'inconscient. L'adulte les oublie de bonne heure bien qu'il demeure sous leur domination latente et constante.

— Tout cela est-il entièrement neuf ?

A bien y réfléchir, il n'y a pas vraiment antinomie absolue entre les conceptions de Freud et celles de P. Janet (incomplétude par abaissement de la tension psychologique et perte de la fonction du réel).

La solidité et l'unité de synthèse mentale, qu'est-ce autre chose que l'autorité de l'auto-censure disciplinant fermement et inexorablement nos tendances ?

Qui dit conflit dit affaiblissement des rigueurs synthétiques et des cohésions de tendances en faisceau homogène.

L'incohésion peut survenir parce que les amphymixies héréditaires ont accouplé des tendances contradictoires. C'est alors le terrain discordant de certains dégénérés héréditaires par métissage de tendances disparates et incompatibles. De là, névrose constitutionnelle. Ce peut être aussi névrose acquise par affaiblissement de l'autocritique et de l'autoconduction. Sous l'influence de maladies organiques individuelles, de chocs moraux ou physiques, ces capacités diminuent.

Dans un groupe social, ne faut-il pas également une orientation de l'ensemble, une hiérarchie et division bien comprise des efforts comme dans un organisme complexe ? La fable des membres et de l'estomac illustre ces dissociations de coordinations nécessaires. Que l'autorité exécutive et directrice faiblisse, les intérêts étroitement personnels entrent en conflit et l'anarchie menace l'ensemble. Il en est de même du psychisme, ou conflit implique dispersion des tendances et insuffisante concentration des disciplines. On peut même observer que les névroses individuelles se multiplient quand les incohérences familiales ou sociales favorisent et suscitent les anarchies psychiques individuelles au stade d'adaptation « intranational » et intrafamilial.

« L'anarchie psychique est comme la dictature du prolétariat nerveux sur le psychisme supérieur qui devrait normalement commander », dit Guiraud.

Freud a raison cependant de soutenir que tout ce monde de tendances profondes meut l'ensemble du tourbillon psychique ; le moi conscient l'illumine ; mais il est loin de le constituer à lui seul. Au contraire, alors qu'il semble conduire l'orientation générale de ses tendances, le moi n'est souvent que le jouet de leurs conflagrations ; il capitule en réalité devant leurs influences, plus ou moins déguisées. Le moi conscient se rapproche dès lors du moi de l'enfant replié sur lui-même par impuissance à dompter ses appétits comme à les satisfaire par lui seul.

On compare souvent le psychisme à un fleuve aux eaux toujours renouvelées ; le moi n'est ainsi jamais le même, mais une succession de personnalités auxquelles le cours du fleuve conserve un aspect relativement constant. Or on ne plonge jamais dans le même fleuve. A ce point de vue, la conception de Bergson a été comparée à celle de Freud par certains.

Comme dit Lévy Valensi, dans cette nappe en mouvement, une vase profonde est en ébullition continue ; ses bulles montent à la surface plus ou moins nombreuses, tels sont les mouvements involontaires, distractions, lapsus, actes manqués, rêves, qui surnagent à la surface du psychisme en action. Ainsi se manifestent des ferments profonds et inaperçus.

En eau dormante, les bulles remontent en plus grand nombre, tels les songes de l'homme endormi. Dans les rapides, tout remonte en surface, c'est la névrose qui met à jour le fond trouble. La psychanalyse séparant la boue de la nappe, décante et précipite définitivement en édifiant une digue régulatrice par sublimation des déchets.

Quoi qu'il en soit, Freud cherche à saisir les phénomènes psychiques dans leurs conditions objectives et vus de l'extérieur sous un angle permettant d'en mesurer jusqu'à un certain point les effets, même au cours de l'auto-observation, ce qui est tout différent de l'introspection ancienne.

« Et tandis que Bergson se plonge dans le fleuve « psychologique pour en épouser les méandres, Freud, « lui, s'attache aux faits psychiques, mais il les « regarde *à priori* à la fois comme menteurs et « comme explicables. Il s'en sert comme de signes « pour remonter inductivement à une réalité psychique plus profonde et plus masquée. Lui s'arc-boute à contre-courant » (G. Rivière).

On perçoit, ai-je dit, malgré les oppositions de doctrine, un rapprochement possible entre les conceptions de P. Janet sur la fragmentation de synthèse psychique des névroses et les multiples composantes que distinguent les psychanalystes dans le moi des névropathes. Ce sont là facettes multiples dont le moi normal contiendrait en substance tous les éléments latents.

La rupture de synthèse mentale peut s'expliquer aussi bien par relâchement de la force de concentration unitaire que par débordement des tendances inconscientes sur le conscient frénateur et sélecteur des aspirations conformes aux adaptations. Comme dans la balance, un plateau peut être emporté par l'autre, soit en diminuant son poids, soit en augmentant le poids opposé.

En se basant sur l'évolution selon Freud et la décomposition psycho-analytique des éléments du psychisme, ses disciples admettent entre *moi* et *non moi* un *sous-moi*, subconscient situé en deçà de la censure intermédiaire, préconsciente (Odier). Le sous-moi est peuplé de proto-tendances et de refoulements dont les dynamismes réunis, plus ou moins amalgamés, réalisent le *soi* (Ça ou Es. de Freud). Sa genèse correspond à une modalité fonctionnelle, à une représentation auxiliaire subjective, élément anonyme extra-personnel et extra-conscient.

Au-dessus par sublimation s'établit le *surmoi* ou supermoi pourrait-on dire. Par lui le psychisme s'élève au-dessus de lui-même ; on arrive ainsi à une série de stratifications correspondant à des stades d'appa rition variés dans l'évolution constitutive et fonctior nelle du psychisme.

Le soi se compose du moi inconscient ancestrai du moi inconscient biologique individuel, et du mo inconscient issu par automatisme du conscient passé. Le moi proprement dit se compose du moi conscient, subconscient et préconscient avec sa censure. Enfin le surmoi (et le sursoi) superconscients par sublimation, sorte de censure collective et supérieure intransigeante et inconsciente, protègent le moi contre les exigences du soi. *Primum movens* des résistances hypermorales, il entraîne certains refoulements, arrêts et déguisements avec leurs conséquences (condensations, déplacements, substitutions, symbolisations, etc.). Ce surmoi représenterait un organe de censure automatique pouvant aller jusqu'à une rigueur qu'Odier qualifie de sadique. Voilà autant d'étapes successives et d'éléments plus ou moins disparates en conflit, pour réaliser une unification plus ou moins précaire, on le conçoit.

Un tel échafaudage de « distinguo » hypothétiques ressemble, les freudiens le reconnaissent, à des spéculations scolastiques éphémères. Or, comment manier des conceptions nouvelles nuancées, sans créer des mots nouveaux pour permettre ces analyses délicates. Toute science nouvelle commence par créer des néologismes, auxquels on peut reprocher de couvrir souvent des ignorances. En supposant le problème résolu avant l'heure, le néologisme n'a d'abord pas plus de valeur que l'X inconnu dans une équation à résoudre. Cependant l'X est précieux pour sa détermination ultérieure. Prenons donc tous ces néologismes comme tels en attendant mieux (1).

La psycho-analyse ou psychanalyse de Freud peut être définie un mode d'exploration ingénieux et nouveau des soubassements inconscients de l'être moral. En même temps, c'est un moyen de mise en ordre et de rectification du chaos inconscient.

Cette méthode poursuit un quadruple but :

1° D'examen du subconscient ;

2° De psychothérapie ;

3° D'explication du déterminisme mental applicable aux automatismes (rêve, délire, faux-pas de l'attention, etc.) ;

4° C'est enfin une hypothèse philosophique généralisable à toutes les manifestations de l'esprit (arts, sciences, métaphysique) et à ses réactions virtuelles ou affectives.

La psychanalyse fonde sa méthode sur un certain nombre d'opérations fondamentales, à savoir :

1° La recherche des refoulements par la censure et les dérivations ou transferts.

(1) On peut citer encore quelques autres néologismes types auxquels nous nous sommes nous-mêmes heurté et que nous croyons devoir signaler ici. Telle est la phase de *captativité*, selon Codet, par laquelle on dénomme la période de parasitisme absorbant de l'enfant, captivant pour lui seul tout l'effort, l'attention et la sollicitude maternelle ; puis vient la période d'*oblativité*, selon Pichon, où l'enfant fait abnégation de lui-même pour obéir aux disciplines qu'il a incorporées à sa propre censure, en présence des dures nécessités de la vie (Realitätsprincip.) ; l'expérience personnelle et l'expérience des parents lui en inculquent peu à peu le respect. C'est par l'*introjection* ou *intériorisation* des disciplines familiales que l'enfant *rétrovertirait* en son moi ces notions venues du moi de ses père et mère éducateurs.

2º Les actions en retour d'éléments refoulés dans l'inconscient.

3º Les déguisements sous lesquels se traduisent certains retours de ces lames de fond.

4º Les rêves, autre mode d'expression de ces forces latentes demeurées insatisfaites dans l'inconscient.

5º Les compensations par lesquelles une aspiration inassouvie se contente d'un à peu près ou trouve issue dans la sublimation ou idéalisation fictive.

6º A l'aide des symboles, les complexes sentimentaux se simplifient en se condensant selon la loi du moindre effort.

7º Par les refuges *in morbo*, la maladie devient comme le réduit, la retraite où se réfugie par transfert le traumatisé mental.

C'est un fort d'arrêt où il arrive à se complaire dans la tour d'ivoire de l'autisme et dont peut le délivrer la psychanalyse.

8º L'instinct sexuel, libido, étant le mobile fondamental de toute manifestation psychique, forme, selon Freud, tout le nœud des complexes à délier.

C'est d'ailleurs ce pansexualisme qui forme le pivot des discussions passionnées que suscite le Freudisme. Au premier plan de ce pansexualisme, rappelons le complexe d'Œdipe, celui d'Electre, celui de Jocaste, amours incestueux dont l'évolution morale première doit dégager le psychisme.

La psychanalyse se trouve donc bien recouvrir quatre choses solidaires, mais distinctes :

1º Une méthode d'investigation propre à déceler le contenu total de l'esprit.

2° Une théorie psychologique générale.
3° Une théorie étiologique des névroses.
4° Une thérapeutique de ces névroses.

Ce qu'on peut ramener à deux points essentiels :
1° Thérapie des névroses.
2° Théorie psychologique générale.

Dans les pages qui précèdent et dans celles qui suivent, nous cherchons à donner un aperçu général des théories essentielles de Freud, ainsi que des développements principaux qu'y ont apportés à différentes époques certains de ses adeptes.

Freud est parti de recherches expérimentales qui ont donné d'emblée des résultats pratiques et théoriques essentiels ; ceci l'a entraîné à chercher l'explication de ces résultats (explications grandement empreintes de subjectivisme et par suite très sujettes à critique).

Malgré cela, le succès même de ces interprétations l'a amené à les appliquer à d'autres domaines (psychologie normale et pathologique, rêves, imagination créatrice, psychologie ethnique et préhistoire, sociologie, art, etc.). Il devait forcément s'égarer dans la métaphysique sur les confins de ces recherches si diverses.

Trois périodes peuvent ainsi être distinguées dans l'évolution générale de son œuvre :

Première période clinique et expérimentale, du début à 1905.

Deuxième période d'interprétation (au centre de laquelle est l'interprétation des rêves), de 1905 à 1915.

Troisième période métaphysique, depuis 1916.

Comme le fait observer Kretschmer, tout ce qui

s'appuie sur des faits cliniques et l'observation positive tient et reste solidement utilisable ; c'est l'ensemble des recherches de la première période surtout, dont les documentations intéressantes sont plus particulièrement contenues dans les publications de 1900 à 1905(1).

La période des interprétations synthétiques est déjà plus discutable et selon nous sujette à caution ; c'est celle qui correspond à l'interprétation systématique des songes par la libido infantile sous ses aspects les plus délicats.

C'est celle de l'orientation de la Psychanalyse définitivement et délibérément basée sur la génitalité et ses aberrations envisagées comme phases normales de l'évolution première.

L'onanisme bucco-anal, l'homosexualité initiale et le complexe d'Œdipe avec toutes ses variantes (...mère phallique, castrations, haine jalouse à l'égard du père, etc.), toutes ces hypothèses se précisent à cette période et c'est là que le Freudisme semble peu à peu perdre pied pour dégénérer finalement dans une métaphysique de l'érotisme, à partir surtout de 1915 (2).

(1) Frühe Arbeiten zur Neurosenlehre (1892-1899) ; Studien über Hysterie, 1895 ; Die Traumdeutung, 1900 ; Ueber den Traumen. Wiesbaden, 1901, H. 8 ; Zur Psychopathologie des Alltagslebens, 1904 ; Die Freudsche psychoanalytische Methode, 1904 ; Ueber Psychotherapie, 1904 ; Drei Abhandlungen zur Sexualtheorie, 1905 ; Bruchstück einer Histerieanalyse, 1905 ; Der Witz und seine Beziehung zum Unbewussten, 1905 ; Meine Ansichten über die Rolle der Sexualitat in der Aetiologie der Neurosen, geschrieben, 1905, erschienen, 1906 ; Tatbestandsdiagnostik und Psychoanalyse, 1906.

(2) Zwangshandlungen und Religionsübungen, 1907 ; Der Wahn und die Traume in W. Jensens Gradiva, 1907 ;

C'est dans les années qui suivent 1915 que Freud et ses disciples les plus fervents ont accentué leurs tendances ; ces derniers (surtout les non-médecins), renchérissent parfois et entraînent à leur suite le maître prisonnier de prémisses dont ses apôtres tirent les déductions les plus audacieuses pour ne pas dire aventureuses.

Zur sexuellen Aufklærung der Kinder, 1907 ; Die « kulturelle » Sexualmoral und die moderne Nervositæt, 1908 ; Beziehung zur Bisexualitæt, 1908 ; Charakter und Analerotik, 1908 ; Analyse der Phobie eines fünfjahrigen Knaben, 1909 ; Bemerkungen über einen Fall von Zwangsneurose, 1909 ; Allgemeines über den hysterischen Anfall, 1909 ; Beitræge zur Psychologie des Liebeslebens, 1910 ; Ueber Psychoanalyse, 1910 ; Die psychogene Sehstœrung in psychoanalytischer Auffassung, 1910 ; Die zukünftigen Chancen der psychoanalytischen Therapie, 1910 ; Ueber « wilde » Psychoanalyse, 1910 ; Eine Kindheitserinnerung des Leonardo da Vinci, 1910 ; Ueber den Gegensinn der Urworte, 1910 ; Psychoanalytische Bemerkungen über einen autobiographisch beschrieben en Fall von Paranoïa (Dementia Paranoïdes), 1911 ; Formulierungen über die Zéei Prinzipien des psychischen Geschehens, 1911 ; Die Handhabung der Traumdeutung in der Psychoanalyse, 1912 ; Ratschlæge für den Arzt bei der psychoanalytischen Behandlung, 1912 ; Totem und Tabu, 1912-1913 ; Metapsychologie, 1913-1917 ; Zur Einleitung der Behandlung, 1913 ; Zwei Kinderlügen, 1913 ; Das Motiv der Kæstchenwahl, 1913 ; Die Disposition zur Zwangsneurose, 1913 ; Zur Geschichte der psychoanalytischen Bewegung, 1914 ; Ueber fausse reconnaissance (« déjà raconté ») wæhrend der psychoanalytischen Arbeit, 1914 ; Erinnern, Wiederholen und Durcharbeiten, 1914 ; Zur Einführung des Narzissmus, 1914 ; Der Moses des Michelangelo, 1914 ; Mitteilung eines der psychoanalytischen Theorie widersprechenden Falles von Paranoia, 1915 ; Bemerkungen über die Uebertragungsliebe, 1915 ; Zeitgemæsses über Krieg und Tod, 1915 ; Einige Charaktertypen aus der psychoanalytischen Arbeit, 1915-1916.

Disons dès à présent que nous exposons ses vues en faisant toutes réserves sur les interprétations métaphysiques systématisées que nous discuterons brièvement d'ailleurs au chapitre des objections et critiques (1).

(1) Ueber Triebumsetzungen, insbesindere der Analerotik, 1916-1917 ; Vorlesungen zur Einführungen in die Psychanalyse, 1, teil, 1916, 2 und 3, teil, 1917 ; Eine Schwierigkeit der Psychoanalyse, 1917 ; Eine Kindheitserinnerung aus « Dichtung und Wahrheit », 1917 ; Wege der psychoanalytischen Therapie, 1918 ; Aus der Geschichte einer infantilen Neurose, 1918 ; Das Unheimliche, 1919 ; « Ein Kind wird geschlagen », 1919 ; Zur Vorgeschichte der analytischen Technik, 1920 ; Ueber die Psychogenese eines Falles von weiblicher Homosexualitæt, 1920 ; Jenseits des Lustprinzips, 1920 ; Gedankenassoziation eines vierjæhrigen Kindes, 1920 ; Massenpsychologie und Ichanalyse, 1921 ; Ueber einige neurotische Mechanismen bei EifersuchtmParanoia und Homosexualitat, 1922 ; Eine Teufelsneurose im 17. Jahrbundert, 1923 ; Die infantile Genitalorganisation, 1923 ; Das Ich und das Es, 1923 ; Neurose und Psychose, 1924 ; Das œkonomische Problem des Masochismus, 1924 ; Der Untergang des Oedipuskomplexes, 1924 ; Der Realitatsverlust bei Neurose und Psychose, 1924 ; Notiz über den Wunderblock, 1924.

CHAPITRE II

LES ORIGINES DU RÊVE ET SA MÉTAPHYSIQUE

> — *Plus de sommeil ! Macbeth tue le sommeil, l'innocent sommeil, qui remet en ordre l'écheveau confus de nos soucis, sommeil, mort tranquille de la vie de chaque jour, bain accordé à l'âpre travail, baume de l'âme malade, loi tutélaire de la nature.*

Sous l'apparent chaos du monde des rêves, Freud perçoit un ordre déterminé. — Le rêve reflète nos substructions mentales. Par lui s'expriment les multiples aspirations insatisfaites, désirs inassouvis, voire inavoués, et besoins inavouables. Par lui se font jour les tendances originelles communes à l'espèce. — Ainsi réapparaissent et prennent corps à l'insu du conscient (absent d'ailleurs dans le sommeil) d'innombrables et obscures aspirations.

Dans le rêve on retrouve les réactions simplistes et même brutales des primitifs et des enfants, leur égocentrisme naïf, le narcissisme et l'autoérotisme puérils, ainsi que les érotismes buccaux et anaux, et toutes les sexualités mal définies, incestueuses ou aberrantes d'une génitalité encore indécise et inachevée.

Interpréter les rêves selon Freud, c'est déchiffrer dans les profondeurs de l'inconscient les mobiles qui agissent sur le moi dit conscient, éveillé ou non. Ils l'actionnent constamment à son insu. Ces forces insoupçonnées se dévoilent à la psychanalyse.

Comme le primitif ou l'enfant, le dormeur, décapité de son moi conscient, revient aux modes archaïques d'association, d'expression et de réaction (allégorisme et symbolisme, allusions énigmatiques polyvalentes, ambiguïtés, assonances, condensations, interversions, transpositions, etc.). Tout se combine pour envelopper d'un voile mystérieux et méconnaissable les tendances les plus inattendues ; mais tout est rigoureusement déterminé dans ce mécanisme psychologique inconscient. Au psychanalyste d'en déchiffrer le déterminisme, pour pénétrer le comment et le pourquoi de ces tendances et de leurs effets.

Mais pour comprendre le rêve, il semble qu'il faudrait d'abord bien connaître ce qu'est le sommeil.

Certains distinguent le sommeil sans rêve du sommeil avec rêve, d'autres parlent de rêves éveillés. Mais c'est confondre rêve et rêverie, et il ne manque pas de psychologues qui considèrent que tout sommeil s'accompagne de rêves, mais que ceux qui n'en croient point avoir sont simplement ceux qui n'en ont aucun souvenir. Et en effet il est remarquable que ceux qui prétendent dormir sans rêve sont parfois ceux qui parlent ou agissent en dormant, comme certains somnambules qui ont une amnésie totale rappelant celle des comitiaux (épileptiques).

Quoi qu'il en soit, le sommeil a donné lieu à de nombreuses hypothèses dont aucune n'est définitivement élucidée. Sans nous y attarder rappelons celles qui eurent grande vogue et qui n'ont déjà plus cours comme la conception des rétractions dendritiques des neurones dans le sommeil, suspendant temporairement les contacts entre les divers éléments du système neuro-psychique.

Avant que l'histologie ait rectifié les conceptions du neurone rétractile, on invoquait la théorie circulatoire et neuro-dynamique basée sur l'irrigation hypohémique des centres nerveux mettant la vie mentale au ralenti. Les études de Leduc sur le sommeil électrique expérimental (1902) ont démontré qu'il s'accompagne au contraire de pression artérielle augmentée. Puis vinrent les théories biochimiques de l'intoxication du neurone par toxines de fatigue. Celles-ci suspendraient la fonction en la ralentissant et modifiant la trame intra-protoplasmique. Ainsi semblent le montrer des recherches sur les cellules nerveuses en hypofonction des animaux tués en sommeil hibernant ou chloroformique (attitudes globulaires et moniliformes des neurones). Une théorie voisine estime que le sommeil est une sorte d'autonarcose carbonique par hypo-oxydation cérébrale consécutive à un rythme pulmonaire réduit (R. Dubois). Enfin une hypothèse biologique attribue à un centre régulateur siégeant vers l'infundibulum l'origine du sommeil-instinct, de nature réflexe et vasomotrice centrale. L'encéphalite léthargique donne à cette hypothèse de Claparède un regain d'intérêt et des arguments très intéressants que les dernières semaines neurologiques ont remis en lumière.

La diversité même de ces hypothèses empêche encore de les concilier. En tout cas, aucune ne permet d'éclairer le mécanisme du rêve et n'apporte de lumière sur son absence de cohérence et de logique.

∴

L'étude du rêve comprend les tomes II et III des œuvres complètes de Freud. Le tome II a été traduit par Hélène Legros, sous le titre *Le Rêve et son interprétation* (*Nouvelle Revue française*, 1925). Le tome III, *La Science des Rêves*, a été traduit par Meyerson (Alcan, 1926).

Après avoir rappelé que les anciens croyaient par le rêve être en rapport avec un monde surhumain, Freud examine leurs vues sur les songes en tant que révélations de divinités bienfaisantes et malfaisantes. C'est la projection de nos tendances innées sous l'aspect de démons bons et mauvais, mais la complexité même d'un tel point de vue en rendait la compréhension délicate. Aristote déjà y voyait plutôt un mode d'investigation psychologique : aussi définit-il le rêve, l'activité de l'homme endormi en tant que tel. Les sensations corporelles, dit-il, s'y exagèrent d'intensité en proportion de la suspension du sensorium. Macrobe et Artémidore distinguent deux classes de songes : les phantasmes qui amplifient les représentations données, et les insomnies prophétiques (oraculum, visio ou somnium) dont le symbolisme appelle les interprétations les plus délicates. L'oniromancie, d'ailleurs, fut une science capitale à l'origine de toutes les civilisations primitives. Chaldéens, Assyriens, Perses, Egyptiens, Juifs, Phéniciens, Grecs, Etrusques et Romains avaient des devins interprètes des songes en même temps que des aruspices (interprètes des sacrifices) et des augures (interprètes des vols d'oiseaux et par suite, de la direction des vents, si importante à une époque de navigation à la voile sans carte ni boussole).

Les premiers Grecs contemporains de l'époque biblique y faisaient intervenir tout l'empyrée mythologique. Homère y voit les fantômes des morts comme les Latins plus tard. Hippocrate et Galien, comme Aristote et Artémidore ramènent le rêve à une hypersensibilité de l'âme quand le corps repose. *Nimirum anima quando non vacat sensibus externis, profondius sentit ea quæ ad corporis dispositionem pertinent.*

Il ne s'agit pas aujourd'hui de réhabiliter la clef des songes des simples, mais bien de coordonner nos connaissances en ce qui concerne le mécanisme des rêves, leur origine et par suite leur signification en tant qu'orientation du psychisme profond. A l'onirologie expérimentale du Norvégien Mourly Vold, s'ajoutent toutes les acquisitions nées des recherches patientes des Maury et des Scherner dès 1861. La psychologie expérimentale de Bleuler et Jung a aussi préparé le terrain en posant les principes des lois d'associations réactionnelles déterminant les modes de réactions parlées comme les temps de réactions étudiés par d'Arsonval. Ainsi a été jeté le pont de la psychologie expérimentale à la psychanalyse des rêves et des actes automatiques dits manqués.

Freud a surtout étudié les rapports du rêve avec la veille, les éléments composants, et la mémoire dans le rêve, puis ses sources et stimulations, ainsi que le mécanisme de son oubli et enfin ses particularités psychologiques et sentimentales.

Il étudie successivement les théories qui attribuent le rêve à la conservation de l'activité psychique, ou au contraire à sa suspension ; il examine enfin la théorie qui suppose une activité particulière ; cette théorie qu'il fait d'ailleurs bien sienne situe dans un jaillissement actif du fonds de l'inconscient l'activité du rêve.

Passant à la méthodologie, il expose de nombreux exemples typiques d'interprétation appliquée : il en étudie les caractères généraux, d'où il ressort que le rêve est, en dernière analyse, la réalisation d'un désir, d'une préoccupation angoissante ou d'une crainte. Mais ce mécanisme capital est souvent voilé par des transpositions qui en déguisent le *contenu latent* derrière un *contenu manifeste*, ces déguisements ayant pour but de tromper la censure par un rébus. La condensation, les surdéterminations et personnalités collectives, etc., les déplacements et transpositions, les figurations symboliques défigurent le rêve, si l'on peut dire. Elles travestissent les tendances les plus inavouées et en rendent l'interprétation extrêmement difficile.

Certains objectent que c'est une interprétation tendancieuse qui peut travestir des évocations d'une portée bien plus simple. O. Rank a étendu ces vues au rêve poétique et mythique. Freud les applique à la psychologie de processus analogues, d'oubli, de régression et réalisations de désirs, de réveils par le rêve lui-même, de cauchemars et refoulements, de conflits entre conscient, inconscient et préconscient. Il applique ces vues aux processus imaginatifs primaire et secondaire de la rêverie comme du rêve proprement dit.

*
* *

Comme les physiologistes étudient les fonctions des centres nerveux en décérébrant les animaux en expérience, le psychanalyste étudie le subconscient. Il profite du sommeil qui décapite pour ainsi dire momentanément le dormeur, décérébrant son moi d'une partie de sa censure. On puise alors, soit dans son propre rêve, soit dans celui de son semblable, au sein même du subconscient et de ses tendances retenues, comme de ses désirs indistincts, voire inavoués. D'une façon générale on touche ainsi la source de tous les refoulements et aspirations les plus insoupçonnés de l'infrastructure mentale.

La psychologie descriptive enseigne que la condition essentielle de formation des rêves est le sommeil de l'esprit, à quoi nous pouvons ajouter avec Freud, que le sommeil permet la formation du rêve parce qu'il diminue la censure (Freud, *Les Rêves*, p. 521).

Freud fait du Cumberlandisme dans l'inconscient de l'ex-dormeur. Il se guide sur les données de ses rêves et de l'évocation psychanalytique de ses éléments composants ; le conscient du psychanalysé vient renforcer les indications révélatrices par les résistances mêmes de sa censure réveillée et plus attentive.

Un autre procédé d'investigations sur le psychisme éveillé a permis à Freud d'étudier l'inconscient à l'état de veille en profitant avec une ingéniosité indiscutable des lapsus, absences, distractions, oublis et erreurs et de façon générale de toutes les manifestations automatiques qui nous échappent à chaque instant. Partant toujours de la conviction que tout est déterminé dans les manifestations psychologiques et que rien ne saurait être livré au hasard pour qui sait comprendre, Freud cherche à rapporter ces phénomènes inexpliqués à leurs causes profondes. Il en trouve l'explication par les recoupements et analogies de l'étude des rêves dont les lois sont similaires parce que relevant d'un mécanisme homologue. Dans la distraction, l'émotion, l'inattention, la surprise, la fatigue, le monoïdéisme, comme dans certaines ivresses et intoxications, le moi, ainsi que dans le sommeil, a une censure moins vigilante et stricte ; l'inconscient y peut plus facilement démasquer ses tendances sous formes plus ou moins voilées et déguisées pour mieux se faire jour, sans éveiller les susceptibilités habituelles du conscient (*Traum.*, p. 601).

Les anciens pressentaient à bon droit l'importance de ce que la vie humaine garde d'indompté et d'indestructible. Le daïmon qui suscite le rêve, le délire ou l'inspiration géniale et le crime, résident dans l'inconscient. Un grand capitaine du passé a pu être déterminé par un rêve à quelque expédition audacieuse (Sa Turos, prise de Tyr par Alexandre, après avoir rêvé d'un Satyre). Ce succès a pu changer le cours de l'histoire ; il n'y a là de problème que pour qui oppose le rêve, comme puissance étrangère, à d'autres forces psychiques plus familières. Au lieu d'opposer ceci à cela, il faut comprendre que le conscient n'est que le foyer de mise au point de l'appareil psychique. « L'inconscient est donc le psychique lui-même, et son essentielle réalité. Sa nature intime nous est aussi inconnue que la réalité du monde extérieur et la conscience nous renseigne sur lui d'une manière aussi incomplète que nos organes des sens sur le monde extérieur » (Lipps). Ce que l'homme a ignoré ou oublié erre dans la nuit et traverse sa poitrine, dit Gœthe. Le rêve est le point central de tous nos mystères, dit aussi Hebbel. Après eux Jean-Paul se demande : « Que ne se sert-on du rêve pour étudier le processus involontaire des représentations chez les enfants, les animaux, les aliénés, même les poètes, les compositeurs et les femmes. » Et Kurnberger réplique : « Par le rêve la nature nous murmure la première syllabe de la grande énigme dont nous cherchons le mot. »

Dans le même sens les Freudistes remarquent que le « rêve annonce à l'homme, non pas ce qui peut lui arriver, mais bien ce qu'il fera ».

— A l'état le plus simple, les rêves d'enfants sont la réalisation de désirs inassouvis ou d'appréhensions redoutées. A un âge plus avancé, le rêve se complique par condensation des symboles intermédiaires (déplacements, contrastes, transpositions, contraires, transferts, calembours et à peu près). C'est qu'il y a toujours lutte entre le désir instinctif et le refoulement rationnel. Les tentations auxquelles on succombe, les fléchissements de la conscience et le complexe d'Œdipe, avec toutes ses variantes plus ou moins déguisées, font du rêve chez l'adulte un complexe infiniment plus enchevêtré que chez l'enfant.

L'action thérapique de la psychanalyse des rêves s'efforce de ramener cet enchevêtrement dans le champ de la conscience pour le dénouer.

∴

Certes il ne s'agit pas là d'une science nouvelle, puisque dès la plus haute antiquité et même dès la préhistoire et les temps homériques le rêve dut attirer l'attention comme une énigme capitale et émouvante. Maint précurseur de Freud a tenté d'arracher au rêve ses secrets et d'en comprendre le mécanisme et la signification. Pour ne parler que des précurseurs immédiats de la psychologie analytique proprement dite, rappelons les principales recherches dignes d'attention et dont les acquisitions appuient, et pourrait-on dire, préparèrent celles des Freudistes (1).

L'oniromancie ayant fait peu à peu place à l'onirocritique, pour qui les songes de l'âme viennent des désirs et des craintes qui l'agitent, dans la psycho-

(1) Vaschide a étudié les rêves prophétiques dans les croyances et traditions des sauvages : Zoulous et Madécasses croient à l'intervention des âmes des ancêtres ou des divinités pour entrer en communication avec nous. Esquimaux et Groenlandais ont la même croyance, mais croient aussi que l'âme des vivants peut visiter ceux

logie moderne le déterminisme des rêves se dessine de plus en plus.

Comme Freud, l'abbé Richard croyait au déterminisme des songes.

« Dans les rêveries et les rêves (1), l'éruption des idées ne se fait *point au hasard*, mais par des routes tracées et fixées par les circonstances qui ont déterminé leur formation. » Ils lui paraissent avoir beaucoup de rapport avec les délires des fébricitants dans lesquels la faculté de réfléchir et de juger subjuguée par l'ardeur de la fièvre et le cours précipité du sang et des humeurs ne considère plus les objets conformément aux images vraies qu'elle en a reçu par les sens, mais ne voit que des spectres, des monstres, des précipices, des sujets de frayeur ou d'inquiétude. La folie est le plus déplorable des songes, conclut Richard, d'accord en cela avec Sauvage, Condillac et Maine de Biran.

qu'elle a connus, pendant le sommeil.

Les Océaniens croient que les morts reviennent demander des aliments.

Les Peaux-Rouges croient aux rêves prophétiques.

Les Chinois admettent une divination par les songes et ont une littérature très ancienne d'oniromancie.

Les Védahs Hindous admettent aussi, comme les Arabes, les présages des rêves.

Le caractère mystique des rêves se retrouve comme ailleurs dans l'ancien Occident, chez les Gaulois et Germains comme chez les Anciens Scandinaves.

(1) Entre rêve et rêverie, le demi-sommeil fournit la transition par les visions hypnagogiques qui tiennent de l'hallucination consciente et de la songerie où l'illusion onirique est appréciée comme telle et dont le rêve n'est pas dupe, ainsi que B. de Boismont l'observe et ainsi que le rappelle B. Leroy (Visions du demi-sommeil).

Pour Cabanis, l'esprit peut en revanche continuer ses recherches en songe et être ainsi conduit à des idées qu'il n'avait pas. Il peut faire à son insu, comme il le fait à chaque instant à l'état de veille, des calculs rapides qui lui dévoilent l'avenir.

L'homme reproduit dans ses rêves les stades précédents de son développement personnel ainsi que ceux de son espèce (Manacéine). Pour Schubert, comme pour O. Rank, le rêve est un langage archaïque analogue à celui qu'emploient la poésie et les mythes. Il est fait de symboles déterminés avant tout par notre vie affective. Grâce à cela son langage est plus concis et plus riche d'expression.

Il exprime souvent une chose par son contraire ou par partie de l'objet. Les personnes qui apparaissent en songe symbolisent souvent une action, une qualité, un sentiment comme dans l'allégorisme primitif. Freud, lui, adoptant la plupart des vues de ses précurseurs, s'est attaché à classer un certain nombre de caractères généraux communs ou fréquents dans les rêves de chacun. Tels sont les rêves de confusion à cause de la nudité, les rêves de morts de personnes chères. Les souhaits mêmes et désirs égoïstes de morts de ce genre s'observent chez l'enfant, pour qui la mort n'est que disparition momentanée, ceci nous ramène à la sexualité infantile inconsciente où Freud voit aussi le plus souvent la genèse des névroses tout comme des rêves.

Sa théorie est passible, *a priori*, d'objections du genre de celle invoquée par Pierre Janet. Parti d'un élément quelconque du rêve, on peut toujours associer quelque chose à une représentation. On peut ainsi se tromper soi-même si on poursuit la série d'association partant d'un élément jusqu'à ce qu'on doive s'arrêter pour une raison ou pour une autre.

En effet, quand on prend un second élément, l'association d'abord illimitée trouve une partie du terrain occupé. Comme on se rappelle encore les associations précédentes, l'analyse ramène plus aisément à des idées qui ont des points de contact avec celle-ci. On s'imagine dès lors avoir trouvé une pensée d'où partent deux éléments du rêve ; comme on se permet n'importe quelle association et qu'on ne s'interdit que les passages d'une représentation à une autre habituels à la pensée normale, il n'est finalement pas difficile de fabriquer à l'aide d'une série de pensées intermédiaires quelque chose qu'on appellera la pensée du rêve et qu'on donnera pour le fondement psychique de celui-ci. Cet échafaudage d'hypothèses reste sans preuve cependant, puisqu'on ne saurait les atteindre ; tout serait ainsi entièrement arbitraire dans la psychanalyse. Ne serait-ce donc que l'utilisation ingénieuse du hasard et n'importe qui pourrait-il fabriquer à n'importe quel rêve n'importe quelle interprétation ?

Freud répond à cette objection en invoquant l'impression que donnent ses interprétations critiques concordantes par les liens saisissants qu'elles montrent entre les éléments du rêve, liens qui s'avèrent au cours des interprétations isolées ; « il serait « invraisemblable, dit-il, qu'une interprétation aussi « parfaitement exhaustive ait pu être obtenue, au- « trement qu'en retrouvant les associations psy- « chiques persistantes » (mais n'est-ce pas l'interprétateur qui, involontairement, oriente ainsi de façon unilatérale toutes ses interprétations ?).

Il nie lui-même les successions de pensées arbitraires et sans but [illegible]. Il est, dit-il, tout à fait inexact « de prétendre que nous laissons nos interprétations « aller à la dérive quand, lors du travail d'interpré- « tation, nous méditons et laissons apparaître en « nous les images involontaires. On peut montrer « que nous ne renonçons alors qu'aux représenta- « tions de but que nous connaissons et que celles-ci « arrêtées, d'autres inconnues (ou selon l'expression « moins précise, inconscientes) manifestent leur force « et déterminent le cours de nos images involontaires. « Notre influence personnelle sur notre vie psychique « ne permet pas d'imaginer une pensée dépourvue « de but ; j'ignore l'état d'ébranlement psychique « qui pourrait le permettre. Les psychiatres ont dé- « sespéré trop tôt de la solidité de notre construction « psychique.

« Pas plus que le rêve, l'hystérie ou la paranoïa « ne permettent un cours de pensées déréglé et sans « représentation de but. Cela ne se produit même « pas dans les affections psychiques endogènes. Les « délires mêmes des confus ont un sens selon la fine « remarque de Leuret et sont incompréhensibles à « cause de leurs lacunes seulement. »

Freud concède que les lésions organiques de l'encéphale puissent donner libre jeu à des associations d'images de hasard, mais encore subsiste-t-il une certaine orientation directive et un système plus ou moins saisissable dans les associations délirantes qui survivent aux destructions histologiques.

Même les associations dites superficielles par assonances recouvrent, plus souvent qu'il ne paraît, des liens naturels profonds que dissimulent les résistances de la censure.

Le déterminisme psychologique, selon Freud, exclut-il une volonté consécutive efficace contre le destin, si c'est une volonté inconsciente et profonde qui est toute puissante ? Allendy répond avec les Vedahs que ce que l'homme pense, il le devient : c'est sous une forme analogue que l'on a pu dire qu'une belle vie est un rêve de l'enfance réalisé par l'adulte. « La destinée de chacun paraît consister en une « Imago » inconsciente qu'il porte en lui dès l'heure de sa naissance, et qu'il est en mesure de déformer et de recréer par la suite. Cette image aurait une force singulière pour obtenir réalisation objective à l'insu du conscient » (Allendy, p. 245).

C'est reporter dans l'hérédité l'origine des mobiles profonds déterminant la réactivité psychique individuelle. Cela recule le problème de la destinée sans le résoudre.

CHAPITRE III

PSYCHOLOGIE DU RÊVEUR

Le rêve c'est le jaillissement et le jeu libre des centres sensibles délivrés, l'activité spontanée de l'âme, non limitée et bridée par l'individualité, ni troublée par la conscience du moi. Pour Burdach et Purkinje, le rêve est un jeu libératoire. Pour Scherner, c'est une libération par décentralisation de l'imagination. — Pour Delage, c'est un souvenir inconscient, vestige d'impressions de la veille. — Cette incohérence est parfois recouverte d'un vernis de logique, dû au travail mental du réveil, qui arrange et débrouille tant bien que mal le chaos nocturne.

Delbœuf supposait dans le rêve la même activité psychique qu'en état de veille à l'inverse de ceux qui y voient un relâchement de la synthèse des associations actives.

Pour James, le rêve comporte une partie objective dépendant des circonstances et une partie affective causale par réflexe cénesthésiopsychique. Pour Tanery, Foucault et Spitta, le rêve serait toujours arrangé après coup.

Un pas de plus, et d'autres auteurs estiment que le rêve est une illusion du réveil (Goblot), une élaboration secondaire à l'intervention de la conscience éveillée. « Un rêve est un réveil qui commence. »

En réalité, il n'y a pas succession, mais tâtonnements simultanés sur diverses voies, fluctuations de l'excitation jusqu'à ce qu'une répartition opportune fasse triompher tel ou tel mode de groupement d'associations et de tendances latentes orientant le rêve.

Maury était allé plus loin, quand il avait trouvé dans le rêve une manifestation de l'homme instinctif. L'homme alors revient pour ainsi dire à l'état de nature, et moins les idées acquises ont pénétré dans son esprit, plus les penchants en désaccord avec elles conservent sur lui d'influence durant le rêve.

En rêve, l'homme se révèle en son entier dans sa nudité et sa misère native, jouet de ses passions contre lesquelles, à l'état de veille, sa volonté, sa conscience, ses sentiments d'honneur et de crainte le défendent (Maury, *l. c.*). Le rêve révèle donc l'homme primitif, à l'état de nature, ses premiers penchants en désaccord avec les idées acquises l'emportent. La fabulation des apparences faites de reliquats et d'impressions superficielles récentes est accessoire, le sentiment, l'émotion sont la réalité principale.

Pour Freud, le rêve implique des activités psychiques particulières, autres que celles de l'état de veille. Un désir peut avoir été suscité durant le jour et n'avoir pu se satisfaire par suite de circonstances extérieures, obstacle fortuit, fatigue. Il reste pour la nuit souhait reconnu, mais non accompli. Un désir peut avoir surgi durant le jour mais avoir été rejeté, souhait non accompli, mais étouffé.

Il en est, dit Freud, du rêve comme d'un feu d'artifice longuement préparé mais qui s'allume en un instant. Selon lui, c'est l'embrasement de désirs refoulés, toujours actifs et pour ainsi dire immortels dans l'inconscient dès la phase infantile.

Comme les Titans de la légende, écrasés depuis l'origine des temps sous les lourdes masses que les dieux vainqueurs roulèrent sur eux, ils ébranlent encore la montagne de leurs tressaillements.

C'est par l'interprétation des rêves que Freud est arrivé à la psychanalyse. D'après lui, l'interprétation des songes est la voie royale de la connaissance de l'inconscient, la base la plus sûre de nos recherches. L'étude des rêves plus qu'aucune autre peut convaincre de la valeur de la psychanalyse et former à sa pratique. Elle montre la racine profonde de notre psychisme et l'importance inattendue que gardent les impressions des premières années d'enfance.

Chez l'adulte, le désir infantile représenté par le rêve surgit de l'inconscient ; chez l'enfant qui ne connaît pas encore de censure entre le préconscient et l'inconscient, ou chez qui elles ne se forment que peu à peu, c'est un désir de la veille non assouvi et non refoulé. Son moi indécis est suppléé dans le refoulement par l'entourage familial ou les éducateurs.

Les perspectives de pensée de veille ne sont pas celles de la pensée de rêve. Des réactivations surgissent au premier plan que la conscience ne comprime plus parce que le sommeil ne laisse subsister qu'un moi décapité. Les relations mnémotechniques les plus durables sont liées à l'automatisme pur (exemples de phrases absurdes des mnémotechnies anatomiques, et de réflexes de primitif, persistant chez les plus civilisés, comme le geste de toucher du bois).

Ainsi rêves et délires sont inclus dans nos stratifications cérébrales selon Freud comme selon Meynert.

L'inconscient de la vie psychique n'est autre chose que la phase infantile de cette vie. Le rêve nous transforme pour ainsi dire en enfants et nous ramène aux premiers stades de pensée et de sentiment. Par lui l'enfant continue à vivre dans l'homme, avec ses particularités et ses désirs, même ceux devenus inutiles. Or, c'est de l'enfant, dont les facultés étaient si différentes des aptitudes propres à l'homme normal, que celui-ci est sorti. Mais, au prix de quelle évolution, de quels refoulements, de quelles sublimations, de quelles réactions psychiques ! Il est bénéficiaire, mais aussi, en partie, victime d'une éducation et d'une culture si péniblement acquises.

∴

L'étude explicative du rêve avait été tentée par les stupéfiants somnifères (Moreau de Tours : *Haschich*, 1845) et par l'observation mutuelle (méthode de Maury, 1859) combinée avec les excitants externes. On nota ainsi l'hypermnésie réelle ou illusoire, les vraies ou fausses reconnaissances, ainsi que le paralogisme commun aux paraphrénies et à certains rêves.

L'utilisation des poisons somnifères et des sommeils toxiques pour explorer le subconscient est déjà inscrite dans l'adage latin *in vino veritas*. Le Dr G.

Lebon en 1883 (1) a bien montré que le haschich en certains cas, à dose forte, produit des effets comparables à ceux que détermine l'hypnose et le somnambulisme (dédoublement du moi et automatismes psychologiques euphoriques), il a relaté l'observation de deux dames accidentellement intoxiquées par des bonbons au haschich rapportés du Caire. Les doses absorbées étaient évaluables à 7 ou 8 fois la dose courante et le haschich se trouvait mêlé de cannelle, gingembre, noix vomique (et probablement cantharide).

Le premier sujet, le moins intoxiqué, était une jeune dame, aussi instruite que distinguée, très froide et très réservée à l'état normal. Un quart d'heure après avoir pris le haschich, elle se trouva la tête lourde, se coucha sur un canapé, et fit un rêve de quelques minutes d'une nature fort légère. « Elle se releva alors comme si elle était réveillée et se mit à se promener en racontant son rêve, avec une liberté de langage absolument en dehors de ses habitudes, puis elle s'assit sur un fauteuil et se mit à causer avec moi les yeux à demi fermés. Je m'aperçus bientôt, à certains signes, qu'elle se trouvait dans cet état particulier que détermine souvent le somnambulisme provoqué. Elle avait perdu conscience de sa personnalité et parlait d'elle à la troisième personne, comme elle l'eût fait d'une étrangère. Son intelligence était vivement surexcitée et le choix de ses expressions ainsi que sa diction tout à fait remarquables. Bien qu'assez peu sincère à l'état normal, elle répondait

(1) *Société de Médecine pratique*, 5 avril 1883, p. 570.

avec la plus grande franchise et sans hésitation à toutes les questions, même à celles qui concernaient des choses qu'elle aurait eu le plus grand intérêt à cacher. Cet état durait une demi-heure, puis elle se leva, se promena et revint à l'état normal ; sa voix changea, sa conversation devint moins vive ; elle ne parla plus d'elle à la troisième personne, et demanda avec étonnement ce qui lui était arrivé. J'essayai alors de parler des mêmes sujets que pendant son sommeil, mais elle m'arrêta dès les premiers mots et se montra très froissée. Au bout d'un quart d'heure environ, elle retomba dans son état inconscient, avec excitation de l'intelligence et impossibilité de dissimuler ses pensées.

Cette alternative d'état somnambulique et normal se prolongea pendant trois jours. Lorsque le dernier état survenait, elle se passait la main sur le front, s'arrêtait dans la conversation commencée et changeait entièrement de voix, de manières et de façon de raisonner. Dès le second jour, cependant, elle sentait bien quand elle n'était plus dans son état normal, et avait connaissance de sa double personnalité, l'une constituée par son moi conscient et obéissant à sa volonté, l'autre constituée par son moi inconscient, soustrait à sa volonté. Rien n'était plus curieux à observer que cette succession de deux personnalités si différentes chez la même personne.

Le second sujet, sur lequel eut lieu mon expérience involontaire, était une dame anglaise, phlegmatique, d'intelligence moyenne, possédant à un haut degré la raideur britannique.

Les phénomènes observés furent d'abord identiques

en partie aux précédents. Je remarquai, au début, un court sommeil avec rêves agréables, auquel succéda un réveil apparent, avec hyperesthésie des fonctions intellectuelles et perte ou au moins à ce moment altération de la personnalité. Le sujet, habituellement assez gourmé, était devenu railleur, agressif, de langage fort léger : le moindre prétexte était motif à de bruyants éclats de rire que je n'avais pas eu occasion d'observer dans le cas précédent. Cet état dura une demi-heure, puis elle tomba dans la phase inconsciente, décrite plus haut, pendant laquelle elle révéla sans la moindre hésitation le fond de sa pensée et ses secrets les plus intimes, sur tous les sujets sur lesquels je l'interrogeais. Elle eut même avec l'autre dame, pendant une demi-heure, une conversation que je dirigeais à mon gré, et les réflexions échangées entre ces deux sujets inconscients, dont l'intelligence était vivement surexcitée et qui parlaient d'elles comme de personnes étrangères, étaient extrêmement étranges.

La deuxième personne plus intoxiquée eut des lipothymies avec hypothermies inquiétantes qui cédèrent à l'absorption répétée de café chaud et à des moyens de calorification (bouillottes, frictions, feu vif, etc.). »

L'exploration expérimentale de l'inconscient par les toxiques est passible de l'objection qu'on n'a pas manqué d'y faire du caractère particulier à chaque toxique qui fausse l'orientation des révélations obtenues ; c'est ainsi qu'on sait que l'alcool suscite des visions sombres de bêtes grouillantes ; l'opium des sensations de plénitude euphorique par suspension de la cénesthésie et perte de la notion des résistances, d'où les idées de lévitation, de transport au loin sans effort, de visions radieuses et de solutions satisfaisantes de toutes difficultés. Le haschich s'accompagne d'érotisme (combiné ou non à la cantharide), ce qui le fait rechercher des proches orientaux.

Le rêve toxique est déjà un subdélire mais comme le sommeil, l'ivresse, décapite bien momentanément le psychisme de son moi conscient, de là la désignation de soi-même à la troisième personne (1).

.˙.

— Allendy a signalé l'analogie des rêves et de certains délires comme soupapes de sûreté déchargeant le trop-plein affectif. L'imagination « folle du logis » explique ainsi les alternances possibles de rêves et de délires.

Pour certains, on l'a vu, le rêve serait continu pendant le sommeil, mais oublié à mesure, sans quoi il y aurait réveil (rêve retenu).

Rêves et rêveries sont des tangentes vers l'idéal,

(1) Les diverses passions, la colère surtout, sont de très précieux révélateurs des sentiments inconscients, ainsi que les agents thérapeutiques divers, l'alcool et le haschich ; beaucoup de personnes ignorent profondément les sentiments inconscients qu'elles éprouvent à l'égard d'autrui. Les grands tragiques le savaient bien. Chimène réclamant, pour venger son père, la mort du Cid, ignorait qu'elle l'aimait toujours. Les socialistes qui en 1914 avaient juré de faire grève en cas de guerre ignoraient à quel point ils aimaient profondément la patrie qu'ils croyaient détester. C'est pourquoi ils couraient si vite à la frontière (G. Le Bon, *l. c.*, p. 91).

parties d'un désir. Ils sont caractérisés par la diversité chaotique et illogique des images, mais aussi par leur intensité. La cinématographie montre ce que serait notre attention livrée à toutes les sensations dont la possibilité s'offre à chaque instant à nous. Emotion et sentiment restent au fond les véritables causes génératrices des images évoquées. L'élément affectif est le lien, le fil conducteur réel, l'aimant qui polarise les images : peu importe donc l'illogisme et l'absurdité des associations d'images du rêve, le symbolisme prime le rationalisme.

Par le rêve, nous sondons l'inconscient, et par lui, les puissances profondes et les influences ancestrales qui orientent notre vie psychique. Le rêve plonge par conséquent dans le passé et en révèle quelque part ; ce n'est qu'indirectement qu'il peut éclairer l'avenir, lequel dépend du passé parce que le passé répond de l'avenir. Voilà pourquoi le rêve ramène aux plus lointains états de la civilisation humaine et donne le moyen de les comprendre. « Dans le rêve se perpétue une époque primitive de l'humanité que nous ne pouvons guère plus atteindre par une voie directe. Nous pouvons espérer parvenir par l'analyse des rêves à connaître l'héritage archaïque de l'homme, ce qui psychiquement est inné (Nietzsche).

— Freud a entendu d'abord expliquer les conflits psychopathogènes des névropathes. Ce n'est qu'après, qu'il a étendu son hypothèse aux rêves et à leur mécanisme dynamique. Enfin il a appliqué à la psychologie normale courante sa conception d'un dynamisme inconscient singulièrement actif et puissant.

Les rêves, comme les actes manqués, ont tous un

sens. Ils le tiennent de tendances demeurées souvent inconscientes. « Sans l'hypothèse d'un psychique qui soit en même temps inconscient, une explication psychologique, explication valable et complète des actes manqués, serait radicalement impossible » (Blondel, p. 13).

C'est qu'il n'y a rien en psychologie de livré au hasard, pas plus qu'en chimie. Tout phénomène psychique doit être conçu comme l'indice d'un jeu de force, comme manifestation de tendances ayant un but défini et travaillant soit dans la même direction soit dans des directions opposées. Sous les phénomènes perçus nous devons rechercher seulement les tendances sous-jacentes, et il n'y a pas d'acte psychique insignifiant (Freud, *Introd. à la Psychanalyse*, p. 67).

∴

Le rêve a une double mission : 1° défendre le sommeil du dormeur ; 2° procurer à l'autisme ou égotisme du dormeur les satisfactions désirées, au moins en illusion (plus ou moins déguisées, proportionnellement à l'immoralité même de la tendance).

Les déformations du rêve sont d'autant plus contournées et insolites que le rêve réalise un acte plus répréhensif ou sévèrement censuré.

Les déformations résultent : 1° de la dramatisation visuelle du dormeur ; 2° de la condensation de plusieurs tendances en une seule qui les résume ; 3° du déplacement, décentrant le rêve comme pour dévier l'attention du point délicat (en le transférant par exemple sur une tierce personne en qui le dormeur voit se réaliser autoscopiquement la tendance).

L'élision des associations intermédiaires et les polyvalences, comme les variations interchangeables de visions évoquées, achèvent de camoufler la réalisation rêvée. Ainsi sont rendues méconnaissables les tendances refoulées les plus répréhensibles.

Le symbolisme déconcertant du rêve tient donc au besoin : 1° de franchir la censure et détourner ses refoulements possibles ; 2° de s'appuyer en retour des refoulements antérieurs sur un processus intellectuel primitif de simplification condensatrice. Allégorie et symbolisme sont d'ailleurs l'origine de toutes nos abstractions (Freud, p. 218).

La fantaisie du rêve est la revanche des trivialités banales du terre à terre quotidien. C'est la soupape de sûreté des instincts comprimés. Le songe digère psychiquement les impressions mal absorbées de la veille, c'est l'assimilation complémentaire de l'anabolisme (ou mise en veilleuse physico-psychique durant le repos).

Le cauchemar est la réalisation franche d'un désir repoussé, alors que le rêve est la réalisation voilée d'un désir retardé. Ainsi tous les rêves sont des rêves de commodité. C'est particulièrement visible pour les rêves de réveil qui remanient l'excitation extérieure de façon qu'elle permette de continuer à dormir et qui s'introduisent dans la trame du rêve pour lui enlever son caractère d'avertissement.

Pendant toute la durée de notre sommeil, nous nous savons en train de rêver aussi bien qu'en train de dormir. Le rêve élabore de toutes les manières possibles les pensées qui nous préoccupaient. Il abandonne une image quand elle risque de ne pas satisfaire le désir, il essaie d'une autre solution « jusqu'à ce qu'il parvienne entre les instances psychiques contradictoires à un compromis satisfaisant le désir » (Ferenczi).

*
* *

Les lois du rêve, selon Freud, montrent que la tessiture s'en édifie sur les résidus d'impressions des dernières vingt-quatre heures (d'un sommeil à l'autre), et que les rappels plus anciens se raccordent toujours à un rappel de la veille. Ce ne serait donc pas une liquidation de scories, de souvenirs de la journée de travail psychique, comme le croit Robert, qui ne voit que le contenu apparent. Le rêve, au contraire, condense et synthétise en un bloc les événements, efforts et sentiments de la veille. Il déplace et transpose en vue de cette condensation. Les images, les personnes, les mots sont les objets de ces condensations. Il s'y rencontre des néologismes par contraction condensatrice comme dans les paranoïas.

Dans le rêve, s'aperçoit le chevelu complexe des racines multiples de nos associations dans les sens les plus inattendus. C'est l'envers de notre mécanisme intime, le toit soulevé par le Diable boiteux sur le secret mécanisme de notre moi. Changements à vue et, par contraste, transformations de personnalités interchangeables, achèvent, avec les autoscopies en miroir, d'accélérer et transfigurer ce kaléidoscope de condensation. Scherner et Rabot ont signalé cet antisymbolisme ou allégorisme par retournement. Dans la vie courante d'ailleurs on en trouve maint exemple. Ne dit-on pas : remercier, pour dire congédier quelqu'un dont on est mécontent ?

C'est là, parmi tant d'autres, un exemple d'ambivalence caractéristique, par évocation du contraire. L'ambivalence obéit aux lois d'association par contraste et opposition. A l'état neutre, le psychisme est d'ailleurs normalement entre les solutions extrêmes et à mi-chemin des unes comme des autres, il y a alors ambivalence de ses réactivités dont l'orientation dépend d'influences multiples susceptibles d'entrer en balance.

On se représente malaisément la quantité prodigieuse d'associations d'idées inconscientes qui se pressent en nous et veulent être exprimées, et d'autre part, la dextérité du rêve qui s'efforce de faire d'une pierre plusieurs coups grâce à des expressions à sens multiples ou contrefaits. Quand la censure ne se donne plus la peine de dissimuler son action, elle efface brutalement tout ce qui lui déplait au lieu d'agir pour élaborer des transformations moins choquantes. Il y a alors incohérence totale comme dans certains rêves ou dans certains délires.

Elle agit tout à fait, dit Freud, comme l'ancienne censure russe caviardant les journaux étrangers à la frontière, avant de les mettre entre les mains du lecteur qu'elle voulait protéger. Dès lors les associations superficielles (assonances, jeux de mots) remplacent les associations profondes, la censure rendant les voies normales impraticables.

Les éléments manifestes du rêve consistent en

reliquats de souvenirs d'associations de la veille et évocation de souvenirs infantiles par analogie. Le rêveur en revient au mécanisme des associations enfantines. Des excitations stimulatrices donnent au rêve sa force qui viennent des sens externes et internes, de la cénesthésie, de l'excitation psychique centrale (toxiques, hyperhémie, etc.).

L'interprétation doit s'efforcer de résoudre la partie latente la plus ambiguë. « Plus il se défend, plus il apparaît que le rêve fut attentif à se déguiser » (Fr., *Traum.*, p. 512). Hésitation, doute, oubli, arrêts, silences sont particulièrement significatifs, et leur réitération, dans les récits anamnestiques, les souligne. Tout obstacle à l'interprétation provient d'une résistance psychique.

Des auteurs à courte vue, dit Freud, ont cru trouver l'explication des rêves dans une sorte de reflet psychique d'états viscéraux ; le songe en avertirait le dormeur, pour ainsi dire, attirant l'attention sur un processus organique déterminé. Exemples : rêves d'angoisses reflétant une cardiopathie en voie d'aggravation, rêve d'écrasement en rapport avec une dyspnée réelle d'origine pulmonaire, rêve de lourdeur unilatérale ou d'engourdissement partiel de la musculature, prémonitoire d'ictus ou de paralysies, onirismes professionnels et zoopsiques en rapport avec quelque intoxication.

Mais tous ces rêves signifient davantage. Ils constituent bien, avec les sensations externes des vingt-quatre heures précédentes, la trame du rêve en tant que sensations internes et cénesthésiques importantes pour l'étude de l'état organique. Le rêve se sert bien de ces éléments, mais tire sa signification vraie de quelque chose de plus profond et de plus délicat.

Il n'est pas un processus somatique ni un processus dépourvu de sens. Les pensées latentes continuent les émotions et les intérêts dominant la vie éveillée, qui ne sont au fond que le prolongement de désirs profonds remontant aux tendances originelles. Ces tendances latentes utilisent les excitations externes ou internes et les reliquats perceptifs récents en voie de fixation.

Mais les facteurs premiers, créateurs du rêve, sont la tendance condensatrice, l'obligation d'échapper à la censure et le souci des possibilités de figuration. Les facteurs secondaires remanient et adaptent l'ensemble.

C'est en comprenant cette liquidation des sentiments refoulés durant la veille que Robert disait du rêve qu'il « balaie l'âme comme un aspirateur » (1).

Cette rétrospection, dans certains cas, va plus loin que la durée de la dernière veille. Des rêves, en quelque sorte tout prêts à éclore, sommeillent en nous durant peut-être des années qui s'éveillent lorsque nous nous endormons, à l'occasion d'un choc donné, d'une allusion. C'est comme un roman tout prêt qui se

(1) Pour H. Silberer, à côté de la psychanalyse qui tire du rêve un sens le plus souvent sexuel et infantile, il y aurait une surinterprétation anagogique à chercher, montrant les pensées plus sérieuses et souvent plus profondes qui ont servi de vraie base au travail du rêve. Il y aurait aussi une polyvalence des associations, un allégorisme à dégager, à moins que les déguisements ne soient irréductibles, ce qui arrive et nécessite des examens en série de rêves successifs pouvant s'éclairer mutuellement.

déclenche dans son ensemble par un choc extérieur, ou par un autre rêve.

On peut aussi passer d'un rêve à l'autre par la transposition de figures interchangeables. Un rêve peut même s'intercaler entre l'impression périphérique primitive et sa réception centrale, car, pour le dormeur, le temps n'existe plus (Rappelons le cas classique du ciel-de-lit de Maury). Dans le rêve les heures remplacent généralement les années ou les symbolisent ; cela souligne l'indépendance du rêveur par rapport au temps, c'est comme dans le rébus du Sphinx à Œdipe lui-même, où le matin, le midi et le soir symbolisent les trois âges de l'homme tour à tour enfant, adulte, puis vieillard appuyé sur son bâton.

Freud, qui a remarqué ces faits, a tenté un schéma général spatial du mécanisme d'irruption de la perception à ses stades de progression vers le moi conscient, à travers l'écran du préconscient qui filtre les excitations, et les réfrène ou les refoule dans l'inconscient. Il a aussi classé les rêves et s'est efforcé de les réduire en désirs réalisés plus ou moins travestis ou invertis, même en cas d'angoisses. Les cauchemars, en dépit des apparences, seraient le résultat d'un conflit particulièrement aigu entre la censure et un désir particulièrement condamnable. La sanction du réveil suscité par la censure clôt le conflit : celle-ci, au lieu de sauvegarder le repos du sommeil, le suspend pour éviter le pire.

Dans les rêves comme dans les lapsus classés par Mayer et Méringer, on peut observer des interversions, anticipations ou postpositions ; des interférences, des contaminations, substitutions, oppositions, etc. Il y a même des à peu près et des altérations partielles d'images. Enfin, certaines défigurations de mots ou d'images expriment des sentiments d'animadversion ou répulsion et de détente.

A l'état de veille, pareils sentiments peuvent, d'ailleurs, résulter de semblables causes. Que de gens s'irritent si leur nom est tronqué, altéré ou confondu avec un autre, ou mal orthographié ! La mutilation du nom blesse celui qui le porte. Il est une psychose des homonymes qui ne pardonne pas qu'on les confonde entre eux. Au contraire, c'est un petit moyen propitiatoire, souvent employé par les grands chefs, que d'affecter de reconnaître leurs plus obscurs sous-ordres. C'est le système de Napoléon, s'attachant un souffleur aide-mémoire pour susciter aux revues des enthousiasmes en interpellant un soldat par son nom et en rappelant une menue circonstance passée, comme s'il l'évoquait en le reconnaissant. Cela flatte l'amour-propre que d'être bien identifié dans l'esprit d'un supérieur. Autant l'oubli ou les méconnaissances et les lapsus qui les traduisent sont déplaisants et indices d'hostilité ou indifférence, autant le contraire éveille de sympathie reconnaissante.

On peut, avec Freud, classer les manifestations de la pensée en sommeil, de la façon suivante :

1° Ce qui durant le jour n'est pas terminé à cause d'un obstacle fortuit.

2° Ce qui n'est pas résolu par suite de fatigue psychique.

3° Ce qui pendant le jour est repoussé et étouffé.

4° Ce que le travail du préconscient a, durant le jour, suscité dans l'inconscient (groupe capital).

5° Les impressions du jour non liquidées parce qu'indifférentes.

D'autre part, on peut, selon lui (p. 548), ramener les rêves à deux aspects :

1° Le rêve tend à remplacer toutes les représentations pénibles par leur contraire.

2° Dans le contenu manifeste, les représentations pénibles transparaissent, mais transformées.

Tels sont les rêves de châtiment, satisfaisant un souhait inconscient, que le rêveur s'inflige à lui-même, parce que son moi désapprouve tel désir défendu.

Ainsi, les évocations oniriques proviennent de faits récents et importants plus ou moins condensés et soudés entre eux ou en impressions contiguës. Le contenu latent ne devant pas être opposé à ce contenu manifeste, il faut toujours y chercher un désir à réaliser. Des contradictions apparentes peuvent s'y résoudre en rappels d'associations, par contraste évoquant l'opposé de la chose exprimée. Des éléments accessoires peuvent d'autre part intervenir comme exposants de puissance (telles les accentuations des hiéroglyphes).

Pour Freud, l'interprétation doit rechercher le sens affectif ou négatif, le sens historique (réminiscence), le sens symbolique ou analogique, enfin le sens même du son des mots (Fr., p. 305). Au lieu de décrire et classer les trouvailles qu'il faisait dans l'inconscient du rêve, il distingue dans sa formule quatre moments principaux que nous nous bornerons à énumérer sans le suivre dans leur développement :

1° Verdichtung, condensation des données psychiques.

2° Verschiebung, transposition de valeur pour l'individu.

3° Rücksicht auf Darstellung, conversion en représentation plastique...

4° Sekundare Bearbeitung, recomposition secondaire.

— Au demeurant, dans un monde inconnu et chaotique comme celui de l'inconscient, Freud tend un fil conducteur pour guider dans le labyrinthe. Il crée de toutes pièces une solution au problème par recoupements confirmatifs, il renforce son échafaudage d'hypothèses qu'il défend avec une souplesse et une habileté psychologique incontestables. Son ingéniosité tire de l'analogie et de mille connaissances voisines des appuis inattendus, sa conception touffue et complexe finit par se tenir assez solidement grâce à mille étais appuyés sur les à-côté, et leur multiplicité supplée parfois à leur fragilité.

La force principale de sa théorie vient de ce qu'elle s'applique à la psychologie proprement dite, comme à l'étude des rêves et à celle des névroses. Les mêmes méthodes et les mêmes hypothèses s'appliquent aux trois ordres de phénomènes et donnent sur ces terrains différents des constatations qui se confirment et corroborent souvent.

CHAPITRE IV

PSYCHOSES ET NÉVROSES

A côté des dissociations psychiques en quelque sorte physiologiques telles que celles du rêve, des fatigues, de l'inattention ou de la monotension émotionnelle (passions, terreurs, colères, surprises, etc...), il y a des dissociations morbides. Ces dernières peuvent être passagères et fonctionnelles ou organiques et durables, voire progressives.

Entre ces mécanismes extrêmes de l'automatisme, toutes les transitions s'observent. Quand prédominent les processus psycho-physiologiques et fonctionnels, on peut agir thérapeutiquement par analyse psychique.

Même dans les dissociations organiques dominantes, il y a toujours quelque élément psycho-pathologique accessible à la psychothérapie, associée aux actions physiques et médicamenteuses. La psychanalyse peut du moins aider à la prospection préalable des cas susceptibles d'en bénéficier. Freud a posé nettement les règles de ses conditions d'application.

Quant aux méthodes d'analyse, elles sont les mêmes que celles qui s'appliquent aux rêves, car le mécanisme des refoulements psychopathogènes est le même que celui des autres refoulements. Entre normalité et maladie il n'y a d'ailleurs que différence de degré. Mais les refoulements sont généralement des symptômes morbides, quand, fuyant les réalités qui le heurtent, le malade se réfugie par autisme dans un narcissisme maladif.

Les interventions psychanalytiques doivent toujours chercher, selon Freud, le substratum sexuel qui est au fond de tout conflit. La psychanalyse ne saurait être efficace qu'à condition de réveiller en faveur du psycho-analyste les tendances affectives. Après les avoir transférées sur lui, celui-ci doit en libérer le sujet en les sublimant si possible, c'est-à-dire en les transposant, dans une idéalité supérieure de la libido.

Déjà pour notre maître Déjerine, la base « unique » sur laquelle repose toute psychothérapie est l'influence bienfaisante d'un être sur un autre. On ne guérit pas un hystérique, on ne guérit pas un neurasthénique, on ne change pas leur état mental par des raisonnements, par des syllogismes. On ne les guérit que lorsqu'ils arrivent à croire en vous. C'est qu'en effet « la psychothérapie ne peut avoir action « que lorsque celui sur lequel vous l'exercez vous « a confessé sa vie entière, c'est-à-dire lorsqu'il a « en vous confiance absolue ».

Entre le raisonnement et l'acceptation de ce raisonnement par le sujet, il y a, ajoute Déjerine, un élément sur l'importance duquel on ne saurait trop insister, c'est le sentiment : « Lui seul crée cette « atmosphère de confiance sans laquelle il n'y a pas

« de raisonnement à action effective, pas de persua-« sion » (Déjerine et Gauckler, *Les Psychonévroses*, Av.-prop., Masson, 1911).

Dans le domaine moral, aucune idée n'est admise à froid, c'est-à-dire sans un appoint émotif qui la fait accepter par la conscience, et partant, qui entraîne la conviction. Il y a là quelque chose d'analogue à la foi, et qui caractérise le côté individuel qui fera que le psychothérapeute aura plus ou moins de succès selon sa personnalité.

Et c'est ici ou jamais le cas de rappeler l'éternel adage : « c'est la foi qui sauve... ou qui guérit ». La psychanalyse à ce point de vue se rapproche d'une religion dont ses adeptes ont parfois les intransigeances et par conséquent les schismes. Toujours est-il qu'il faut plusieurs mois et même plusieurs années de travail assidu pour montrer que les symptômes d'un cas de maladie névrotique possèdent un sens, servent à une intention et s'expliquent par l'histoire de la personne souffrante (Freud, *Introd. à la Psychanalyse*, p. 248-450).

La psychanalyse est donc une thérapeutique de longue haleine, dont les effets sont excessivement lents à se produire. Elle suppose l'isolement du médecin avec son sujet (vu l'intimité des questions à explorer psychologiquement).

Sa possibilité dépend de la volonté de l'analysé ; c'est une confession libre, spontanée, sans réticences ni arrière-pensées, dans un état psychique rappelant celui qui précède le sommeil (période hypnagogique ou préhypnotique) (Freud, p. 71).

Sans transport affectif, pas d'action psychanalytique possible ; mais, pour la cure finale, le psychanalyste doit savoir libérer son sujet de ce transport affectif sur lui-même pour le rendre à la complète indépendance curative et à la condamnation morale de ses erreurs et au besoin à leur sublimation par transposition dans une sphère idéale supérieure.

Dans sa *Méthode de Technique psychanalytique*, R. de Saussure (p. 147, Payot, 1922) insiste avec Ferenczi sur la passivité dominante du psychanalyste. Au contraire, Mæder et Iung préconisent une psychosynthèse active finale. Ils plaident pour une rééducation morale par direction de la conscience, de préférence à la confession passive. Mais telle n'est point la vraie conception de Freud. Il importe selon lui de faire d'abord, par analyse passive (accouchement psychologique), la recherche des causes du refoulement ; ces déductions, le médecin les tire des associations, automatiques en quelque sorte, de son malade. Les conditions les plus favorables à la psychanalyse sont une certaine culture du sujet, le désir sincère de guérir et une élasticité cérébrale relativement conservée (donc un âge pas trop avancé).

Il faut si possible qu'analyste et analysé parlent la même langue maternelle. Pour éviter d'influencer le sujet par ses jeux de physionomie, l'analyste doit rester impassible et sans gestes, ou mieux, il doit se placer près du sujet étendu, de façon à ne pas être très en vue. Aucun souci d'ordre logique ou chronologique des faits, pensées ou sentiments ne doit être envisagé. En l'invitant à abandonner toute pensée logique, on fait entrer le sujet en cet état d'automatisme hypnagogique qui facilite l'hypermnésie.

C'est un état de relâchement de tension psychologique voulu où se retrouvent spontanément les mots, les faits, les sentiments qui avaient échappé à l'attention. Eviter les questions directes pouvant provoquer refoulements, mais éviter aussi un silence inquiétant ou irritant pour certains sujets. Mieux vaut ne pas écrire, mais savoir attendre et écouter. Mieux vaut aussi détourner le sujet des lectures et conversations sur la psychanalyse en dehors des séances thérapiques.

Comme les théories de Freud, sa pratique psychanalytique dérive de l'hypnose et de la suggestibilité, à l'état de veille, selon Bernheim et l'Ecole de Nancy. Le sujet, placé sur une chaise longue, en détente musculaire, dans un lieu soustrait aux bruits du dehors comme aux lumières vives, déroule ses associations d'idées aussi spontanément et indépendamment que possible.

Le psychanalyste ne devrait intervenir que comme sujet enregistreur presque passif ; il en serait quitte pour opérer par devers lui les commutations de recoupement, enregistrer les chaînes longitudinales et latérales les plus variées d'images et d'associations commissurales intrapsychiques les plus importantes. Ces chaînes, bien que surprises ainsi à un moment autre que celui du rêve, de l'acte omis ou du complexe considéré, n'en retracent pas moins le réseau intérieur des chaînes d'association du sujet. Quand un nœud du filet se révèle par une résistance, celle-ci est topique ; la rupture des chaînes, les silences correspondants, sont pour Freud révélateurs d'un point capital décisif qu'il importe d'éclairer aux yeux du psychanalyste pour qu'il le puisse dévoiler plus tard au psychanalysé.

∴

Tout symptôme névrotique étant un compromis, concilie deux systèmes opposés de tendances (du moi courant d'une part, de l'inconscient et des aspirations refoulées d'autre part). Il a le caractère positif d'une satisfaction, simultanément avec celui d'un renoncement négatif.

« Dans la guerre civile entre libido et moi, le symptôme concilie les deux parties en présence, aussi le moi malade se complaît-il dans la névrose ayant contribué à sa formation » (Blondel).

Privé d'une satisfaction que sa conscience interdit, il se rabat sur un succédané qu'il retrouve dans la fixation ancienne de sa libido infantile. C'est cette fixation que l'analyste doit dégager et démasquer.

Pour Freud, il n'est pas une seule névrose où on ne puisse prouver l'existence de tendances homosexuelles ! La paranoïa, en particulier, n'est qu'une « tentative de défense contre des impulsions homosexuelles trop violentes ». C'est la résistance à cette tendance infantile qui aboutit aux compromis narcissiques d'où résulte l'autisme (sorte d'onanisme mental où se réfugie le névropathe inapte à se conduire, comme à triompher des obstacles extérieurs).

Mais de là aussi vient la résistance irréductible de certains névrosés narcissiques à la thérapeutique psychanalytique. Plus ils sont confinés dans l'autisme, moins ils sont accessibles à la psychanalyse. Le mot

« autisme » exprime, selon Bleuler, dans les grandes lignes du côté positif, ce que Janet appelle, du côté négatif, la perte du sens des réalités. Bleuler n'accepte cependant pas sans réserve cette expression parce qu'elle envisage le symptôme de façon trop globale. Le sens de la réalité ne fait pas entièrement défaut aux schizophrènes, sa perte n'apparaît qu'en présence d'événements, de choses, qui sont en contradiction avec les complexes du malade. L'autisme se reflète dans l'attitude extérieure des malades : non seulement ils ne s'intéressent à rien, mais, de plus, ils restent immobiles, détournant le visage, ne regardant que le mur, et cherchant à écarter toute excitation venant du dehors en tirant la couverture ou le tablier sur la tête, en se recroquevillant sur eux-mêmes pour diminuer dans la mesure du possible la surface exposée aux excitants extérieurs. Les langages mystérieux, cryptographies, signes cabalistiques et anagrammes, les néologismes de ces malades sont le résultat systématique de l'isolement progressif du monde extérieur. Tout cela est déterminé par la nature des cloisonnements pathologiques et ce n'est pas un hasard incohérent qui commande ces constructions (Bleuler, *l. c.*).

J'en ai montré des exemples dans une monographie présentée sous l'inspiration de Séglas, en 1890, pour le Concours de la Médaille d'or de l'internat des asiles et hospices de l'A. P. — (*Etude sur quelques symptômes et délires systématisés*, Ed. Doin, 1892). Cénac a repris en 1925 cette intéressante question du langage créé par les aliénés.

Dans mon travail, je développais les transitions

multiples qui insensiblement relient en clinique les cas de délire les plus complexes à ceux plus simples où s'observe le retour à l'interprétation animiste de l'enfant ou du primitif. Ceux-ci en veulent à l'objet qui les frappe, comme s'il avait eu une intention hostile à leur égard. Certains animaux manifestent pareille réaction en mordant le bâton qui les a frappés comme l'enfant frappe l'obstacle où il s'est heurté. Certains aliénés accusent même la pendule de rythmer les insultes que projette leur délire hallucinatoire.

— Pour Freud, il y a deux groupes d'instincts primitifs :

1° L'égoïsme (instinct de conservation individuel).

2° L'instinct sexuel (base de la conservation spécifique).

Tous les autres s'y peuvent ramener.

L'instinct égoïste initial revient à l'amour de soi-même (auto-érotisme primordial, ou narcissique, selon H. Ellis). C'est en ce sens que toutes les parties de l'organisme du narcissique [illegible] sont sujet ou objet d'érotisme ; tout est susceptible d'érogenisme en quelque façon. mais en fait, il est des portions de l'organisme plus particulièrement susceptibles de donner naissance à des réflexes de détente après excitation agréable : par exemple la bouche, appelée dès la naissance à rechercher le sein maternel, puis par extension constante chez tout enfant, la succion en elle-même, et le contact à la bouche de tout objet mis à sa portée. A l'opposé de l'absorption buccale, Freud place l'érotisme anal, par le jeu du sphincter, L'éducation même pousse l'enfant à perfectionner le réflexe d'exonération du tube digestif. Tout deviendrait ainsi paraonanistique dans les manipulations instinctives que l'enfant pratique automatiquement à l'égard de son propre organisme.

Cette façon de voir a suscité des objections et oppositions formelles de nombreux auteurs, sans qu'ils entendent pourtant prendre en rien la défense de la légendaire innocence de l'enfant.

Cette « innocence », Freud la nie formellement et la remplace par « l'inconscience », d'où l'amoralité « naïve » qu'il relève en nombre de cas et de faits que l'on peut observer chez les enfants. Par exemple le désir de voir mourir ceux qui le gênent est la réalisation d'un désir immédiat, car l'enfant n'attache à la notion de mort que celle de disparition, par déplacement de l'être-obstacle, même s'il s'agit d'un parent aimé.

∴

En vertu de la loi générale de différenciation des espèces, comme des individus dans un milieu donné, les cristallisations psychologiques d'un groupe doivent forcément se polariser dans des sens divers et les cellules en symbiose sont forcées de se diversifier pour survivre ensemble. De même les humains, pour vivre en groupes sociaux, se polarisent en caractère et aptitudes diverses. C'est ce qu'on observe dès le bas âge.

L'homme moyen, dit normal, est une fiction. Tous les types humains oscillent autour d'une courbe générale d'évolution les uns en deçà (les déficients), les autres au delà (les mieux doués) de la moyenne.

Les individualités se manifestent nettement chez les enfants, dès l'âge scolaire. La même situation évoque des réponses différentes, la même tâche est faite à des vitesses différentes, et à différent degré de succès, le même traitement produit des résultats différents. La méthode des tests, appliquée à un grand nombre d'enfants, permet de les grouper en catégories très variées (Thorndike). Dès l'enfance se décèlent ainsi des tendances dominantes qui commandent déjà l'orientation future en quelque sorte fatale du sujet, sous le bénéfice de rectifications éducatives trop souvent incapables de fréner les tendances profondes ancestrales et prédéterminées. Ces tendances résident, selon Freud, surtout en la libido et le symptôme est toujours un compromis entre les exigences du moi et celles de la libido.

Dans la maladie, le moi fuit, il se réfugie dans la névrose pour puiser compensation aux dures réalités, dans la fantaisie des symptômes.

L'inconscient recèle les désirs refoulés encore pourvus d'énergie, et une partie de la libido est ainsi soustraite à la maîtrise du moi. Même en état de parfaite santé, l'assujettissement de l'inconscient par le préconscient n'a rien d'absolu. Nous sommes plus ou moins capables de cette répression (Freud, *Le Rêve*) et le même homme varie à ce point de vue d'un moment, d'un milieu et d'une circonstance à l'autre. La conscience vit, meurt et renaît à chaque instant, tout peut reparaître à un moment donné. Il y a des stratifications par plan de plus en plus profondes de souvenirs enregistrés dans l'inconscient. Ce sont les assises fondamentales des caractères individuels.

Mais l'individu n'étant qu'excroissance caduque d'un protoplasma virtuellement immortel, il y a sous le moi individuel un moi spécifique. C'est le conflit des deux qui réalise la névrose. L'homme dit normal est donc un névrotique en puissance.

Que l'hystérie ne soit qu'une forme d'altération dégénératrice du système nerveux, manifestant une faiblesse acquise ou congénitale de la synthèse psychique, selon P. Janet, ou qu'elle soit une déséquilibration par conflit entre tendances éruptives issues de l'inconscient selon Freud, la mythomanie des hystériques n'est pas moins une façon d'épanchement du rêve dans la vie réelle, selon l'expression de Gérard de Nerval. Les révoltes individuelles contre la signification symbolique sexuelle prouvent simplement pour Freud qu'il s'agit là de tendances inconscientes, réprouvées et refoulées par la censure chez nous tous.

On ne devient donc névrotique que lorsque le moi a perdu l'aptitude à réprimer la libido, conclut Freud. Mais il peut arriver qu'une altération corporelle morbide éveille le travail de formation des *symptômes* névrotiques, comme cela s'observe dans le rêve.

* * *

Dans les psychoses il y a un élément nouveau que les névroses ne comportaient pas nécessairement, c'est la dépersonnalisation ; par elle les automatismes inconscients objectivés sont attribués à des personnalités distinctes du moi proprement dit, celui-ci ne peut les reconnaître comme siennes (parce que en opposition ou discordance avec lui).

Trois hypothèses principales concernent la psychonévrose de dépersonnalisation : pour Pierre Janet il y a incomplétude par hypotension psychologique se rapportant à la notion du réel. Pour Dugas, il s'agit d'hyperémotivité affective (désaffection de l'ambiance par autohyperaffection). Pour Hesnard il y a au contraire hypersthénie psychique par trop-plein d'énergie inutilisée (d'où irruption dans la conscience d'impressions affectives internes). Le dépersonnalisé serait un exubérant de la sensibilité interne, un intériorisé par confluence d'exigences endogènes irrésistibles.

Réservons pour l'instant les hypothèses non psychologiques qu'on oppose aux précédentes, et qui s'appuient sur l'altération organique des éléments nerveux. Nous y reviendrons à propos des objections au Freudisme. Pour Freud et ses adeptes qui admettent l'origine psychologique de la dépersonnalisation et de l'automatisme qui l'accompagne, la précède ou la suit, il est possible d'y remédier par le mécanisme même de l'évolution psychique normale. On peut dégager le malade d'un complexe symptomatique morbide auquel il s'attarde de la même façon que le normal se dégage de chacune des étapes successives de son évolution mentale.

C'est qu'il y a un processus général de dégagement du moi, particulier à chaque étape de l'évolution affective. C'est l'intro-transposition — pourrait-on dire. — On l'observe : 1° lors du dégagement par rapport à la mère nourricière (sevrage et allaitement mixte, coïncidant avec la marche, la dentition, la parole et le self-cleaning).

2° Lors du dégagement du complexe narcissique par adaptation allosexuelle prépubère (autosanction par identifications avec les parents).

3° Lors du dégagement du complexe œdipien et de la désexualisation finale de l'un des parents introjecté (c'est-à-dire par prohibition morale asexuelle, et sublimation de la haine parentale homosexuelle, comme dit Odier).

A la sortie de chacune de ces phases successives, le psychisme passerait au stade plus évolué par transposition.

Quand l'enfant à la mamelle, après avoir aspiré le lait maternel pour se nourrir, continue à téter pour le plaisir, il fait comme l'artiste qui fait de l'art pour l'art, après avoir travaillé pour manger : le cycle se ferme sur lui-même. L'enfant a trouvé une satisfaction égoïste transposable sur des à-côtés (pouce, sucette, etc.), c'est le réflexe autoérotique, selon Freud.

Ce narcissisme évolue semblablement, lorsque après s'être exonéré par nécessité digestive, l'enfant prend plaisir au seul jeu de ses sphincters (auto-érotisme anal, selon Freud).

Quand se détachant de la mère et se pliant néanmoins aux disciplines apprises des parents, l'enfant transpose en lui les censures des éducateurs, Freud dit qu'il s'identifie avec les parents, père et mère, se les intériorise, introjecte ou introvertit (ces expressions bizarres expriment cette transposition en lui-même).

Enfin, quand il a besoin de se dégager de cette transposition, sa propre censure étant désormais solidement constituée, il transpose ses appétits affectifs sur un être de l'autre sexe et hors de lui-même. Il s'affranchit du parent-idole et de l'attachement aux siens pour reporter sa libido sur la femme désirée. Il prend alors en aversion instinctivement la libido parentale que les Freudistes, ai-je dit, considèrent comme fortement entachée d'homosexualité instinctive (affirmation qui paraît avoir suscité le plus d'étonnements indignés).

La maladie peut faire revenir ou arrêter à chacun de ces stades le moi humain. Ainsi seraient gradués les différents états névrotiques en conformité avec l'évolution naturelle du psychisme individuel ou racial. La cure de ces régressions implique reprise des stades successifs susjacents par répétition de l'évolution normale. Magnan et son école, classant les dégénérescences par degrés, au point de vue physio-pathologique, adoptaient la succession des étages de la moelle épinière de bas en haut comme image des arrêts successifs du développement neuro-psychique. Il admettait ainsi en haut de l'échelle architectonique les dégénérés supérieurs (cérébraux antérieurs), puis les cérébraux moyens et postérieurs et les cérébro-spinaux, enfin les dégénérés inférieurs réduits aux adaptations réflexes impulsives médullaires, avec prédominances de certains étages, l'étage inférieur correspondant aux centres génito-spinaux et ano-spinaux.

Les conceptions de Freud rappellent ce point de vue par certains côtés. Il classe en effet les arrêts d'évolution mentale ou ses retours en arrière par comparaison avec les phases successives de l'adaptation de l'individu à ses différents âges :

1° Age des adaptations parasitaires à la mère, période intra-utérine et alimentaire au sein jusqu'au sevrage.

2° Age d'autoérotisme narcissique, suivi des transpositions parentales (intériorisation de Claude, introversion de Iung, introjection d'Abraham). A cette période correspondent des arrêts multiples à des perversions génitales d'autoérotisme et d'homoérotisme buccaux, anaux, etc.

3° Age de puberté avec ses déviations, hétéroérotiques anormales, fétichiques (prise de parties pour le tout), rappels d'inceste œdipien démarqué (gérontophilies rappelant l'amour de la mère, avec ou sans adjonctions d'éléments répulsifs, d'autopunition, etc.).

L'homosexualité primitive jouerait à toutes ces phases un rôle qu'on a de prime abord grand'peine à admettre, mais chacune des aberrations précitées ainsi que bien d'autres pourraient être discernées au fond de la plupart des obsessions des névroses actuelles selon Freud.

C'est ainsi qu'il distingue par exemple trois variétés de masochismes :

1° Le masochisme normal (tendance tolstoïenne à la non-résistance).

2° Le masochisme féminin (surmoi de passivité par identification hédonique homosexuelle).

3° Le masochisme érogène (volupté douloureuse). Ici la douleur peut devenir plaisir parce qu'elle satisfait au besoin d'autopunition (symboles des mutilations répressives, algolagnie, sadi-masochisme, scatolagnie, etc.).

La classification fondamentale de Freud en trois catégories de névrotiques laisse d'ailleurs en dehors de la psychanalyse la plus grande partie des pychoses. Il envisage trois catégories de névroses :

1° Les névroses actuelles (neurasthénies, angoisses, hypochondries).

L'angoisse névropathique (1), comme celle du rêve, indique l'acuité d'un conflit entre la conscience et la tendance en retour.

2° Les névroses de transfert (hystérie et névroses obsessionnelles).

3° Les névroses narcissiques correspondent à la paranoïa, aux délires d'interprétation, aux démences précoces que Freud englobe sous le nom de paraphrénies. Elles comprendraient jusqu'aux psychoses systématiques et aux délires chroniques, selon Magnan, Lasègue et Falret.

Comme le rêveur, le névrosé ne se doute pas des ressorts profonds qu'actionne l'automatisme des conflits névropathiques. Il oublie d'autant plus ce mécanisme qu'il n'en a nulle conscience. La psychanalyse en poursuit la reconstitution en disséquant pour ainsi dire cette genèse. C'est une analyse psychologique indirecte où les silences de l'analysé en disent plus qu'il n'exprime.

Depuis longtemps, tous ceux qui s'étaient occupés

(1) Freud se demande s'il ne s'agirait pas d'un rappel de l'angoisse primitive commune à tous les êtres lors de la naissance et au passage de la vie utérine à celle de vie distincte de la mère.

de perversions instinctives avaient noté qu'elles se réfèrent toujours à un choc moral affectif et sensuel de l'enfance en rapport avec les réflexes psycho-sexuels et leurs premières ébauches. Freud cherche résolument les substratum de tous les automatismes involontaires surgis de l'inconscient (y compris les névroses) sur les bases de la sexualité infantile et de l'évolution initiale de la libido : « Tous les désirs pathogènes sont de la nature des composants érotiques, et les troubles de la vie sexuelle sont une des causes les plus importantes des maladies » (*Les Rêves*, p. 89, 90).

Or, ajoute-t-il, l'expérience prouve que les tendances d'origine non sexuelle ne jouent pas un tel rôle. Elles peuvent parfois renforcer l'action des facteurs sexuels, mais ne les remplacent jamais. La cause du malentendu tient à la résistance de certains malades comme de leur entourage et des médecins eux-mêmes à pousser la recherche jusqu'aux désirs inéluctables et refoulés de l'enfance qui ont prêté leur puissance à la formation des symptômes réactionnels nés à l'occasion de traumas postérieurs, derrière lesquels pointe la sexualité infantile (Freud, *l. c.*). La psychanalyse ainsi considérée devient une rééducation scientifique et une hygiène prophylactique propices à surmonter chez chacun de nous les résidus de l'enfance.

En réalité Freud, en face de la multiplicité des symptômes, a cru pouvoir différencier quelques types de névroses assez bien définies sans vouloir prétendre englober toutes les névroses :

1° L'hystérie de conversion dont la psychoplasticité

serait due à l'expression quasi organique de sentiments refoulés sans être passés par le conscient.

2° La névrose d'angoisse qui engloberait surtout les anxieux, les déprimés, les angoissés.

3° La névrose obsessionnelle ou l'idée obsédante domine le tableau clinique de l'état pathologique du sujet.

En dehors de ces cadres, Freud de façon générale oppose la névrose actuelle à la névrose infantile ; cette dernière déclanchée par des conflits infantiles se répercutant sur toute la vie psychique ultérieure, tandis que la névrose actuelle se déclanche plutôt par choc psychique subi par l'adulte.

Le point de départ ici ne paraît pas remonter à l'enfance ; il est actuel, mais peut sensibiliser chez le sujet des rappels infantiles. Dans un ordre d'idées voisin, Freud oppose les névroses narcissiques aux névroses de transferts ; les premières étant surtout celles où l'affectivité du sujet se reporte sur lui-même alors que les névroses de transfert répondent à un stade moins autoérotique de l'affectivité ou libido.

La névrose de transfert réaliserait ainsi une prise de contact avec la vie (object besetzung) ; le sujet pourrait, ainsi, rester engrené suffisamment dans son milieu sans risquer de se perdre dans l'isolement narcissique ou autistique susceptible de conduire à la schizophrémie.

D'autres classifications ont été tentées par Abraham surtout, qui cherchait à rapporter les diverses névroses aux stades successifs d'évolution de la libido.

— La libido demeurée au stade oral permet au

nourrisson son développement : elle crée chez l'adulte des dépressions mélancoliques et la mélancolie proprement dite.

— La libido arrêtée au stade oral donnerait surtout lieu à des réactions obsessionnelles et peut-être schizophréniques.

— La libido au stade génital, mais refoulée néanmoins par un conflit, se traduirait plutôt par des névroses de transfert, par l'hystérie de conversion, etc.

— La névrose d'angoisse se placerait entre la névrose obsessionnelle et l'hystérie.

CHAPITRE V

LA LIBIDO, SOURCE DES PSYCHOSES

La psychanalyse, avons-nous vu, a conduit Freud à échafauder un système général de psychologie normale et pathologique. Pour lui, tous les instincts, les forces vitales se ramènent à un penchant : la *libido,* qui domine l'instinct de conservation même. La libido est l'animatrice des actions et réactions psychiques comme de leurs déviations. — Les désirs de nutrition seraient une ébauche de sexualité (par l'autoérotisme) bientôt suivie de l'hétéroérotisme, relatif à la mère nourricière, sorte d'amour incestueux, transitoire, suivi de manifestations incestueuses fraternelles par transposition, en attendant l'hétérosexualité complète de la puberté.

Freud et son école prennent, de façon générale, le contre-pied des psychologues classiques. Pour ces derniers, le pôle dominant à tous points de vue le psychisme, correspond à la conscience, aux sphères morales et intellectuelles supérieures, aux sentiments sublimés et idéalisés.

Les Freudistes ont renversé l'ordre des facteurs psychologiques. Ils considèrent que le *primum movens* de notre fond mental réside d'emblée et toujours dans la sphère essentielle de l'érotisme, ce terme étant pris en son sens le plus étendu.

A la base de cette pansexualité, le Freudisme place, comme levier soulevant le monde des pensées, ce qu'il nomme la *libido*, force ascensionnelle inspiratrice de tout psychisme. La libido peut être dès lors envisagée comme un tropisme affectif, comme l'aptitude à fixer son intérêt sur tel ou tel objet.

C'est une notion comparable à l'Eros des platoniciens, « sorte de volonté de vivre inconsciente déterminée par le désir de la génération spirituelle ou corporelle et préposée à la conduite de l'âme en ses renaissances successives.

« La libido est par excellence l'élan vital » (Mario Meunier).

Le psychanalyste étudie l'instinct humain en procédant objectivement comme l'entomologiste étudie l'instinct et les réflexes d'un insecte. L'un et l'autre laissent se produire les réactions et cherchent à trouver leur déterminisme. L'un et l'autre parlent d'attirance et de répulsion et voient en ces réactions les mécanismes qui règlent les échanges entre individus.

L'un et l'autre mettent en valeur le rôle des stimulants, au premier rang desquels est la sexualité, grand moteur de tout ce qui vit :

Il y a ainsi deux racines à la biologie, l'instinct de reproduction et l'instinct de conservation. Or ce dernier meurt souvent lorsque le premier a accompli sa mission (La mante religieuse, le scorpion, l'araignée mâles sont dévorés après les noces). « Reste, comme racine mère, la sexualité, d'essence divine et qui travaille sans relâche à l'accomplissement du grand œuvre (qui n'est peut-être qu'un grand leurre », comme dit Paul Dermée).

Au sens bergsonien, la vie assemble dans son organisation viscères, tissus, molécules, atomes et électrons, elle construit et maintient un édifice prodigieux représentant un effort immense de la nature créatrice. La vie tend ainsi à se propager comme la flamme, à se réaliser dans la génération physique, dans les aspirations sentimentales, dans l'idéal intellectuel, dans les besoins spirituels, etc. Cette force tend à se réaliser sur tous les plans de l'activité physiologique et psychologique, mais c'est sous l'angle sexuel, le moins sublime, qu'elle est le plus saisissable, là réside le manomètre indicateur, le cadran de tout élan vital. Le sexe est une polarité de la *libido*, mais celle-ci déborde de toutes parts la génitalité. C'est la force faite de toute force, c'est le *primum movens* qui a tiré le monde du chaos.

Nous tirons ces lignes de l'éloquent exposé d'Allendy qui semble adopter une partie des vues de Iung, que Claparède avait tenté de concilier avec celles de Freud, dans un plaidoyer que Freud n'a pas accepté, mais qu'un grand nombre de penseurs considèrent comme justifié.

Quoi qu'il en soit, du propre aveu de Freud, l'empire de la libido est beaucoup plus étendu que la seule considération de la sexualité adulte et normale ne le donnerait à croire. Elle a d'autres territoires que la zone génitale, et d'autres politiques que la procréation. Pour que perversion sexuelle et symptôme névrotique deviennent intelligibles, il faut que la psycho-analyse arrache à l'oubli tout un passé équivoque (dont notre conscience a perdu le souvenir) et nous montre la libido au cours de la vie infantile s'exerçant en un domaine fort étendu sur les objets les plus variés dans les buts les plus divers.

De toutes façons, la libido se manifeste dès le berceau et s'applique d'abord à la nutrition. Le sein maternel en est le premier objet, la succion son moyen puis son but, après satisfaction nutritive (le biberon n'en est que le pâle succédané).

Freud distingue ainsi les phases orales et anales de la période prégénitale, puis viennent les complexes d'Œdipe, d'Electre et de Jocaste (érotismes plus ou moins voilés du fils par rapport à la mère, à la belle-mère et à la sœur ou de la fille à l'égard du père, du beau-père, du frère).

Selon Freud lui-même, les tendances de la libido ne sont pas seules à commander le psychisme, mais la libido est toujours et partout de nature sexuelle. Pichon et Laforgue, paraphrasant ce sens très large du verbe aimer, ont montré l'extension extrême de l'aimance dans la libido (on aime sa femme, ses livres, ses gâteaux, la promenade, le théâtre, le coin du parc, le monde, les voyages, etc.). Ils appellent l'attention sur la crise du sevrage (dentition et marche) qui détache l'enfant de la mère et qu'ils comparent à la crise pubère comme importance évolutive. Il n'est pas jusqu'aux événements préhistoriques ayant marqué le développement sexuel de la race qui ne s'inscrivent, semble-t-il, chez l'enfant en prédispositions susceptibles, le cas échéant, de se dramatiser dans la suite en pseudo-souvenir.

Le facteur constitutionnel peut ainsi s'exprimer en termes de fixation de la libido héréditaire ou individuelle.

.·.

La sexualité comme fonction de l'organisme vivant dépasse l'individu et assure son rattachement à la série spécifique. Libido peut se définir la recherche du plaisir, le choc en retour de l'attirance. L'hypocrisie, on l'a dit, est un hommage que le vice rend à la vertu. Avoir conscience, n'est-ce pas être hypocrite en se soumettant à la censure de la vertu, censure issue de l'éducation ancestrale et personnelle traditionnelle. C'est une sorte de domestication de l'individu par la société, réalisant au profit de l'un et l'autre une synthèse dans un sens d'adaptation mutuelle.

Une conscience morale différencie l'homme de l'animal.

Car tandis que l'animal agit d'après ses instincts et appétits, l'homme possède un sens de plus qui lui permet de juger ses actes et de les séparer en bons et mauvais. Cette censure est l'expression de la conscience morale.

Le moi, modelé par les nécessités intellectuelles morales et collectives, et devenu dès lors raisonnable, impose une règle et un ordre à ses propres tendances ; il les plie, non plus au seul principe du plaisir, mais à la réalité. La censure ainsi armée refuse l'accès de la conscience à toute tendance qui répugne à ses exigences logiques, esthétiques, éthiques et sociales.

Le dualisme entre tendances égoïstes (du moi narcissique) et sexuelles, comme de la libido entre conscient et inconscient, tend à se réduire en un seul dédoublement. Mais des conflits multiples peuvent toujours survenir. L'activité psychique dans son ensemble a pour but de faire éviter la peine et de donner satisfaction : elle est régie automatiquement tout comme l'amibe par le principe attraction (plaisir) et répulsion (douleur).

Or l'instinct de conservation ne peut faire abstraction des réalités en lesquelles les tendances égoïstes puisent satisfaction (assouvissement de leurs besoins). Pour l'instinct de conservation comme pour le moi, il est de nécessité vitale de se plier aux circonstances et d'en accepter les leçons en profitant de l'expérience collective millénaire. Aussi, l'appétit des satisfactions finit-il par composer et faire place au principe réaliste.

Le plaisir, concerté dès lors par réflexion, selon les réalités, gagne en certitude durable ce qu'il perd en intensité rapide et immédiate.

La libido se plie moins bien aux réalités cosmiques (Freud, *Introd. à la Psychanalyse*, p. 447), pour s'y soumettre, il lui faut subir les rectifications frénatrices du moi.

Le moi n'est ainsi plus maître dans sa maison (*id.*, p. 99).

« Le passage du principe de plaisir à celui de réalité constitue un progrès capital dans l'évolution du moi ».

La vie psychique devient dès lors le champ clos où s'affrontent et se heurtent les aspirations divergentes entre différentes tendances égoïstes, entre différentes tendances sexuelles, ou entre tendances égoïstes et sexuelles.

Le refoulement est le moyen et le procédé général de cette activité de choix. Il est l'œuvre de la censure interprète des habitudes intellectuelles et morales et des influences exercées par le milieu familial et social (éducation, mœurs, tradition). Le désir traduit ce besoin d'équilibre nécessaire, pour se tenir en adaptation au milieu, entre attractions et répulsions de l'ambiance. L'orientation psychique entre agréable et désagréable règle automatiquement les directives essentielles. S'appuyant sur l'appareil mnésique personnel et ancestral, le sens actif d'adaptation envoie constamment et en tous sens ses aspirations tentaculaires comme l'amibe tâtonne par ses pseudopodes et fluctue dans le milieu où il baigne.

Chaque être est à la fois une individualité avec tendances égoïstes de conservation et un chaînon de la série spécifique des générations. Entre les deux, la deuxième individualité l'emporte, la première n'est qu'incident éphémère et passager. Les tendances altruistes de la sexualité dominent l'individu en ce qu'elles le rattachent à l'espèce qui le dépasse infiniment. Dans le conflit entre tendances opposées, la sexualité triomphe fatalement. La phylogénèse prévaut sur l'ontogénèse. C'est ce conflit aigu qui donne les discordances pathologiques.

La base sexuelle des tendances génériques est aussi celle de l'affectivité, d'où la puissance latente de la libido. Sa sublimation transforme les instincts inférieurs les plus inavouables en formations morales, esthétiques et intellectuelles supérieures. Ce sont donc les tendances sexuelles terre à terre qui dans leur expansion ont le plus de chance d'être arrêtées au seuil de la conscience et refoulées dans l'inconscient.

Un rapprochement inévitable s'ensuit entre les tendances du moi et le conscient d'une part, l'inconscient et la libido d'autre part. C'est en cela que les conflits variés se peuvent ramener à un seul dualisme.

L'affectivité à ce point de vue se rattache étroitement à la sexualité et les tendances sexuelles infantiles sont celles qui passent le plus à l'inconscient. Aussi l'inconscient se peuple-t-il des refoulements les plus innommables, mais aussi par sublimation des tangentes latentes les plus inattendues vers l'art et la mystique idéale.

L'idéal serait pour l'homme d'apporter en temps utile toutes ces tendances devant le tribunal de sa conscience, de porter sur elles un jugement critique et raisonné, d'affecter à un autre emploi l'énergie de celles qu'il condamnerait, de savoir enfin faire constamment deux parts de sa libido, l'une, la plus faible sans doute, appliquée à des fins sexuelles approuvées et sanctionnées par la morale, l'autre qui deviendrait la matière de sublimations réfléchies.

Toujours est-il que l'homme rêve ou délire parce qu'il a des désirs refoulés. Ces désirs refrénés restent pourvus d'énergie au sein de sa libido d'où ils peuvent surgir plus ou moins travestis et méconnaissables pour tromper la vigilance de la censure. Même en état de parfaite santé, l'assujettissement de l'inconscient par le préconscient n'a rien d'absolu. Nous ne sommes psychiquement normaux, dit Freud, que dans la mesure où nous sommes capables de cette répression (Freud, *Les Rêves*, p. 431).

Sur les fondations profondes en quelque sorte extra-humaines de cette base psychologique s'étagent les habitudes accumulées de nos mœurs. Elles créent les aptitudes héritées à des réflexes automatiques faciles à susciter par l'éducation dont les méthodes ne sont que la synthèse d'efforts de milliards de générations humaines pour développer les meilleurs moyen de culture et d'orientation morale. Les civilisations ne sont ainsi que des superstructures bâties par l'hérédité sociale sur les fondations de l'hérédité organique (Baldwin et Conn).

Selon Durkheim, non seulement tout le contenu de la pensée, mais ses formes mêmes, les principes directeurs de la connaissance ne sont que le reflet dans la conscience des réalités extérieures dominant l'homme. En ce sens la pensée de nos pères revit en nous, et l'hérédité n'est que mémoire ancestrale, comme disait Ribot. Je sais bien que les morales ont varié : celles des primitifs chasseurs et nomades furent différentes de celles des populations fixes et agricoles ; la morale réflexe des abeilles est tout autre comme le notait Darwin, mais elle répond, à sa façon, à l'intérêt de leur collectivité et à leurs possibilités. Le parricide primitif de certains cannibales a peut-être été celui de toute l'humanité naissante. Freud n'a-t-il pas cru pouvoir y rattacher la morale actuelle par l'intermédiaire du Totem et Tabou des premiers sauvages, et par une série d'innombrables sublimations progressivement superposées ? Carlyle disait déjà que « sous l'enveloppe du civilisé couve toujours le sauvage ».

Freud, comme Schopenhauer, considère l'amour comme tenant aux racines fondamentales de l'espèce, ce qui lui donne parfois un caractère tragique. « Puissance inexorable qui compte l'individu pour « rien, le torture, le jette souvent à une mort volon- « taire, puissance souveraine de l'espèce, instinct « maintenant aveugle, qui fixé par l'hérédité, s'est « répété chez tous les êtres vivants des milliards de « fois pendant des milliards d'années ! »

Avec Darwin reconnaissons que l'homme avec ses nobles qualités, la sympathie pour les plus ravalés, la bienveillance qu'il étend à ses semblables comme aux êtres les plus humbles, l'intelligence divine qui lui a permis de pénétrer le mouvement, et la constitution du système solaire, l'homme avec toutes ses facultés d'un ordre si éminent, conserve encore et toujours le cachet indélébile de ses origines inférieures. En ce sens se peut interpréter le symbole homérique des compagnons d'Ulysse, changés en pourceaux. C'est l'idée souvent exprimée qu'en chaque homme des animaux immondes et féroces sommeillent ou se combattent. « Je ne sais, a dit quelqu'un, ce qu'est l'âme d'un criminel, mais je connais un peu celle de l'honnête homme que je crois être et c'est épouvantable. »

D'autre part, G. Le Bon (*Les opinions et les croyances.* Bibliothèque philosophique) a montré le rôle prépondérant exercé sur l'inconscient par certains facteurs tels que le prestige, l'affirmation, la répétition, la suggestion et la contagion mentale. Indépendants de la raison, ils agissent facilement contre elle chez les hommes les plus civilisés. En matière de foi religieuse, politique ou sociale, la crédulité du savant comme de l'ignorant ne connaît pas de limite. De là, les conflits de superstition avec la logique, la séparation du moi affectif et du moi intellectuel, la désagrégation du caractère, les oscillations de la personnalité. On comprend dès lors la persistance paradoxale dans les esprits les plus éclairés de croyances qu'aucun argument rationnel ne saurait défendre. « En l'état actuel de nos connaissances, conclut-il, « trois ordres de vérités nous guident, vérités affec- « tives, vérités mystiques, vérités rationnelles. « Issues de logiques différentes, elles n'ont aucune « commune mesure. »

C'est que le point de vue rationnel représente souvent une minorité dans le conflit. Les instincts l'emportent alors sur la raison consciente.

.·.

La vie mentale comporte pour Freud deux processus ou deux sens du courant des excitations à travers les centres nerveux. Quand il parle du mécanisme de la censure et du subconscient, du dédoublement, du refoulement, il évoque un élément spatial, alors qu'il reconnaît que l'on doit s'en faire une représentation dynamique. Représentations, pensée, formations psychiques en général ne sauraient être localisées. Entre ces éléments dynamiques se trouvent les résistances, mais tout ce qui peut devenir objet de perception interne est virtuel un peu comme l'image dans une longue vue.

La censure entre les deux systèmes correspond,

dit Freud, à la réfraction lors du passage des rayons dans un nouveau milieu. Le conscient peut être ainsi comparé au foyer de mise au point d'un appareil optique.

Si l'on considère l'ensemble du mouvement contemporain, il est facile d'y démêler une tendance générale à passer des conceptions statiques aux conceptions dynamiques qui prend ici une importance capitale. En effet « le Freudisme revient à une « conception dynamique du psychique alors que « toute la psychologie d'hier et par suite la psycho- « pathologie étaient basées sur une conception sta- « tique des phénomènes » (L. Laforgue).

Quelques réserves que l'on puisse faire sur la base organique des phénomènes mentaux, un fait s'impose de plus en plus aujourd'hui à l'observation, c'est leur rattachement à l'activité réflexe du cerveau. On ne diffère que sur le degré de ce rattachement. Vu la nature extrêmement diffuse de l'acte psychique, il « peut être considéré comme une *formidable complication du réflexe* (1) » (Hesnard). L'inconscient, comme le conscient, « se compose surtout d'éléments moteurs (2) ». Parti d'un point de vue tout opposé et par les moyens seuls de l'introspection, Freud arrive à des résultats tout à fait concordants, car la psychanalyse traite les phénomènes mentaux comme des réflexes. Tout son effort porte à les dissocier des réactions morbides et à provoquer une décharge normale. De ce point de vue elle présente un complé-

(1) Dr A. Hesnard, *L'inconscient.* Paris, 1923, p. 189.
(2) G. Dwelshauvers, *L'inconscient.* Paris, 1919, p. 27.

ment très précieux de la conception dynamique qui prévaut aujourd'hui.

Goldstein a montré tout ce qu'il y a de relatif dans nôtre subordination de certaines réactions à certaines courbes ou arcs réflexes déterminés et isolés.

En principe toute réaction biologique est une réaction de l'organisme tout entier à une excitation donnée, certains appareils particulièrement sensibles à l'excitation en question manifestent seulement une activité plus frappante et intense que le reste de l'organisme.

La conception de la courbe réflexe de l'arc nerveux complétée par cette notion de participation de tout l'ensemble à quelque degré, est indispensable dans l'explication exacte des faits psychiques et psychophysiques (et aussi psychanalytiques, pourrait-on dire) (Goldstein et Kretchmer, p. 33).

Représentations, pensées, formations psychiques, en général ne sauraient être localisées dans les éléments nerveux, mais en quelque sorte entre eux ; là se trouvent des résistances,des frayages de commutations leur correspondant ; tout ce qui peut devenir objet de perception interne reste virtuel (*Traum.*, p. 598).

Conscient et inconscient ne correspondent pas à deux systèmes situés près de l'extrémité motrice de l'appareil psychique, mais à deux processus ou deux variétés d'écoulement de l'excitation.

« Ce que le moi normal et conscient étouffe, et qui ne peut s'exprimer durant la veille, reste loin de la perception interne et se retrouve dans le sommeil ou la maladie, alors les compromis règnent et s'imposent à la conscience. *Flectere si nequeo superos Acheronta movebo* (Freud, *Traum.*, p. 596).

Tout phénomène psychique est désormais significatif d'un circuit déterminé d'associations réflexes. Il possède un sens, en ce qu'il révèle une intention, une tendance et occupe une certaine place dans une série de rapports psychiques. Les manipulations machinales en apparence sans but, les mélodies que nous chantonnons sont des actes accidentels symptomatiques du fond mental. Ces automatismes ont leurs lois profondes, ils traduisent un travail intime qu'ils révèlent à qui sait les comprendre. Les interpréter n'est qu'une façon de conquérir à la psychologie des phénomènes qui auparavant n'en faisaient pas partie. Comme il n'y a pas d'effets sans cause, les lapsus ont leur raison d'être.

Le déterminisme des réactions veut que notre passé réponde de notre avenir, donc un lien relie les habitudes, tendances et modes de réactions courantes à nos modes de réactions futures. Etudier ces automatismes, c'est faire une prospection des tendances latentes.

Une tendance refoulée peut se manifester en intrus dans les réactions normales, elle s'y intercale par lapsus, oublis (inhibitions), adjonctions de mots, de gestes ou paroles discordantes au point de vue rationnel, mais concordantes à d'autres points de vue.

« Madame la déléguée de l'Insistance Publique », *lapsus linguæ* par lequel un haut fonctionnaire salue la visiteuse de l'assistance, révélation de fatigue des assiduités philanthropiques.

« Le Vieux persiste », *lapsus calami* télégraphique

du neveu donnant nouvelles d'un oncle à héritage ; impatience démasquée, à l'occasion d'un mieux inespéré. C'est une anticipation du désir sur les réalités. Les lapsus et bévues de compréhensions de choses vues, omises ou mal lues, révèlent ainsi certaines préoccupations intimes comme les oublis, pertes ou détériorations d'objets.

Tout cela prouve qu'il faut considérer deux parts dans l'inconscient : 1° ce qui y est passé par refoulement du conscient ; 2° ce qui n'en est jamais sorti pour apparaître dans le champ conscient ; tout cela peut transparaître néanmoins inopinément dans nos réactions et c'est ce que la psychanalyse prétend démêler et interpréter.

Un pas de plus et le conflit psychique atteint la gravité d'un syndrome morbide. Alors apparaît la psychonévrose dont le symptôme n'est que le substitut d'une idée refoulée, le malade fuyant la réalité angoissante dont la réalisation et l'idée même sont refoulées, se réfugie dans le complexe pathogène. Mais le syndrome maladif selon Freud est toujours en connexion avec la sexualité, c'est-à-dire avec le tréfonds primitif du psychisme. Aussi, la sexualité infantile, sous toutes ses modalités les plus frustes, se retrouve telle lorsqu'on fouille aux origines de cette genèse morbide, par les méthodes psycho-analytiques. Qu'il s'agisse de psychologie normale, de rêve ou de névrose, la base fondamentale du psychisme aberrant reste partout et toujours dans les assises premières de la sexualité infantile, et pas ailleurs.

Là seulement est la clef du déterminisme psychique normal et pathologique, selon Freud.

CHAPITRE VI

THÉRAPEUTIQUE DES PSYCHO-NÉVROSES

La conception moniste de Meynert n'est pas exclusive de la conception freudienne. Pourquoi renouveler à propos de l'opposition entre physique et moral le problème vain du *primum movens* de la poule et de l'œuf ? En présence des ruptures de stratifications superficielles, le mécanisme du cerveau lésé reproduit celui d'une phase antérieure ancestrale ou individuelle infantile correspondant au substratum de centres nerveux réduits. Si la mutilation est compensable, des associations moins frustes et moins purement réflexes s'établissent et reconstituent un certain choix synthétique.

Il y a névrose et, à un degré plus grave et moins réparable, psychose, par régression, lorsque reparaît le narcissisme primitif selon Freud. La libido des névroses narcissiques correspondrait à des points de fixation représentant des phases de développement beaucoup plus précoce et primitif que dans l'hystérie ou les névroses obsessionnelles.

Laforgue et Parcheminey abordent résolument le

problème des rapports entre conflits psychiques et troubles organiques concomitants ; ils reprennent les recherches de leurs prédécesseurs concernant les associations hystéro-organiques d'antan. Ils rapprochent avec Eppinger et Hess les manifestations organo-végétatives, admettant des équivalents psychiques des réflexes vagotoniques sympathicotoniques ou humoraux. Déjà Metalnikow et Chorme, Garrelos, Tinel et Santenoise avaient montré les réveils d'immunité humorale en rapport possible avec les réflexes associés et les déséquilibres neurotoniques sous-jacents à certains chocs anaphylactiques et hémoclasiques. Dupré parlait déjà de sensibilisation aux chocs moraux et d'aniphylaxie émotionnelle.

Les réactions psycho-organiques relèvent donc à la fois d'une thérapeutique médicamenteuse et analytique.

La difficulté incontestable pour la médecine classique de se concilier avec la psychanalyse et ses points de vue réside dans l'antinomie des classifications officielles avec celles que propose Freud. Sans nous attarder à rappeler les classifications neuro-psychiatriques diverses dont Freud signale la précarité, remarquons que sa propre classification reste assez obscure et incomplète ; il s'est cantonné dans l'étude et la cure des névropathies et des psychonévroses prises dans le sens d'affections *sine materia* (cognita), c'est-à-dire sans cause apparente, et de troubles fonctionnels, plutôt qu'organiques lésionnels. Il fallait *a priori* pour appliquer un traitement moral psychanalytique viser des affections psychogènes en principe ou du moins des associations morbides psycho-organiques où l'élément psychique associé dominât.

La disparition de l'hystérie des nomenclatures neuro-psychiatriques et son remplacement par des névroses pithiatiques fut un gros coup porté au Freudisme et il y faut attribuer en grande partie les difficultés auxquelles sa doctrine s'est heurtée de prime abord en France.

Habilement transposé sur le terrain des névroses et psychonévroses, le Freudisme s'est attaqué à l'étude et à l'effort curatif des psychoses : surtout des hébéphrénies et démences précoces qui s'en suivent, étant donné le substratum supposé génito-endocrinien de ces affections à échéances pubère ou parapubère (ménopause et autres crises de la sexualité). Les affections hébéphréniques (dont la démence précoce a été considérée d'abord comme une forme chronique) furent au début, en raison de leur rattachement à l'évolution pubère, considérées comme voisines de l'hystérie qui par son nom même était initialement envisagée comme en rapport avec la sphère utérine. La sexualité a donc, dès longtemps, été soupçonnée comme à la base de nombreuses névroses et psychonévroses.

Les psychanalystes reprennent sous d'autres vocables les recherches sur le terrain où les psychologues avaient commencé le défrichement du champ de l'inconscient.

C'est toujours l'hystérie qui fut le terrain d'élection des premières recherches de P. Janet et de tant d'autres. La signification vraie du vocable désuet d'hystérie souligne la conception primitive d'affection liée à la génitalité féminine que reprend Freud en l'élargissant. L'effondrement de la conception psychoclinique de l'hystérie a entraîné l'impopularité même du vocable qui la désigne depuis les belles rectifications de Babinski. Son génie a en quelque sorte tué l'hystérie selon Charcot, et érigé le pithiatisme en ses lieu et place.

Freud, parti des études de Breuer sur les hystériques, et sentant le double terrain de l'hypnose comme de l'hystérie vaciller sous ses pas, sut passer par celui de la suggestion à l'état de veille, selon Bernheim, pour revenir enfin lui-même sur le chapitre psychoanalytique dérivé de l'analyse psychique selon Pierre Janet.

Son terrain primitif des hystéropathies s'est élargi, il a englobé toute la psychologie des asthéniques, compris les rêves, les distractions et enfin il a su montrer que nous sommes tous des asthéniques à nos heures et que toute synthèse mentale est précaire et fragile. Il n'y avait qu'un pas à franchir pour arriver à la psychopathologie. Mais entre les psychopathies fonctionnelles à étiologie psychogène et les psychopathies organiques à étiologie histogène un fossé profond subsiste, qui semblerait *à priori* marquer la limite des applications possibles de la psychothérapie analytique.

Déjà, pour Bleuler, la schizophrénie était une « prozesspsychose », une affection à processus organique. Mais Laforgue avait posé la question préalable de savoir si la lésion organique est primitive ou secondaire aux troubles psychiques, même dans l'hypothèse de troubles endocriniens et de prédispositions héréditaires. E. Pichon semble se rallier à la nature secondaire des lésions organiques qu'il admet comme corrélatives des désordres psychiques par analogie avec certains criminalistes américains qui considèrent les stigmates physiques de criminalité comme consécutifs aux réactions criminelles !

Dans ce cas, les stigmates psychiques de dégénérescence mentale seraient les premiers à se développer, les stigmates physiques n'en étant que la conséquence secondaire et non la cause ; cependant ces derniers étant congénitaux, comment admettre des troubles psychiques intra-utérins !

Minkowski, de Zurich, dans une voie analogue, rappelle l'opinion de Klippel en histologie, d'après laquelle l'altération première des démences précoces schizophréniques résiderait dans les tissus neuro-épithéliaux, les lésions vasculo-conjonctives n'étant que secondaires et accessoires. Les réactions psychiques entéro et extéroceptives se ramèneraient aux lois élémentaires des réactions cellulaires selon Monakow, en klisis et ekklisis, c'est-à-dire en attractions et répulsions protoplasmiques.

Deutsch, de Vienne, admet aussi l'action du psychisme sur la vie organique et il en dégage une psychanalyse élargie qu'il appelle bioanalyse ou psychobiologie, expression qu'emploie aussi Papillaut. Deutsch s'appuie sur les études de Paulow, pour qui la fistule gastrique témoin permet de contrôler l'association psychique visuelle consécutive à l'évocation de tel ou tel aliment. Les influences régulatrices psychiques se répercutent jusque dans les processus vitaux les plus délicats, tels que le métabolisme profond. C'est ainsi qu'il est possible en répétant de 10 à 20 fois de suite des injections d'émulsions microbiennes associées à des excitations externes de créer un réflexe conditionnel semblable à ceux de Paulow au point de vue de la réapparition de l'immunité (Metalnikow et Chormé, *Ac. des Sc.*, 28 juin 1926).

Il s'agit donc là d'une loi générale qui s'applique aux réactions biochimiques les plus élémentaires et les plus inconscientes tout comme elles s'appliquent au psychisme supérieur. Comme le croit Goldstein, tout se tient dans l'organisme et le psychisme est étroitement solidaire du tout.

Le principe plaisir — déplaisir réglerait le psychisme par contre-coup des diverses parties de l'organisme dont le psychique est corrélatif. Les sentiments reflètent les instincts attractifs ou répulsifs qui par plaisir ou douleur signalent au sensorium les dangers obscurs menaçant l'organisme en tel ou tel point. Le réflexe d'angoisse douloureux n'est donc qu'un signal d'alarme avertisseur. Inversement la joie et le sentiment euphorique traduisent le bien-être général ou local de notre organisme, comme l'ont montré les contrôles biologiques de Sikorski pour les divers états psychiques sentimentaux.

Kræpelin, rejetant les hypothèses de Freud qu'il qualifie de métapsychiques, avait nettement fondé la conception des délires sur les altérations encéphaliques post-infectieuses ou dysendocrinennes. Cela seul peut expliquer, pour lui, les perturbations affectives de Démences Précoces sur lesquelles se greffent tant de syndromes divers, en particulier les pensées dissociées et les paraboulies ou les négativismes ; l'autisme ne serait qu'une forme en rapport avec les ruptures de connexions et les fragmentations du psychisme dans un cerveau altéré et lacunaire.

On peut rapprocher des idées de Freud en même temps que de celles des partisans de l'automatisme délirant de nature histologique, la conception ancienne de Meynert qui les conciliait déjà l'une avec l'autre. Dans son étude sur la genèse de l'idée délirante Meynert la considère comme existant à l'état d'élément inconscient dans le cerveau normal où elle se trouve en quelque sorte noyée et couverte par le développement complet des facultés intellectuelles qui en effacent toute trace dans la conscience. Vienne une perturbation, l'idée délirante peut acquérir alors l'énergie suffisante pour l'emporter et faire son apparition. C'est ce que produit une affection mentale : « Interrompant les associations normales, elle facilite par là même la production d'images mentales anormales qui prennent d'autant plus d'intensité qu'elles ne peuvent se répandre sur les autres territoires inhibés pour y être contrôlées. En d'autres termes, l'idée délirante qui reste inconsciente dans le cerveau sain prend par le seul fait de son isolement, l'intensité que prennent les fonctions spinales quand les fonctions corticales sont suspendues. »

Continuant sa comparaison, il rapproche le développement de l'idée délirante de la prédominance de certains muscles quand leurs antagonistes sont paralysés ; il n'y a plus d'arrêt, de transformation d'une partie des processus associatifs, mais au contraire libre développement dans le champ de la conscience d'une conception erronée, par l'absence de notions correctrices.

Dès lors l'interprétation délirante est la conséquence d'un état d'esprit inne, identique à celui qui a constitué et constitue encore le fond mental de certains peuples, pour qui elle représente l'expression la plus élevée de la pensée. Elle répond au besoin d'expliquer la genèse des phénomènes naturels, et donne une certaine logique aux pratiques superstitieuses de ces intelligences incomplètes.

Par rapport à l'évolution de l'espèce, nous naissons avec une somme d'acquisitions ou, comme dit Sergi, de stratifications ; que la couche la plus récente et la plus parfaite s'altère, les couches sous-jacentes reparaissent et l'homme ainsi diminué devient ainsi absolument l'analogue de son ancêtre, le sauvage confiant dans son gri-gri protecteur.

On peut ainsi définir le délire, la réapparition sous une forme consciente et tenace d'une superstition subconsciente dans le cerveau développé (Meynert). Dans le même ordre d'idées, c'est le renversement du principe de la transformation des hypothèses positives invoqué par M. Semerie dans sa thèse. Cet auteur, en effet, montre que l'aliéné méconnaissant le principe de philosophie première, tend à former des hypothèses toujours moins simples et moins exactes que celles qu'il repousse. C'est ainsi que fermant les yeux à l'évidence, et dédaignant les opinions courantes, il va faire lui-même sa théorie, mais il n'invente rien, et croyant s'affranchir il ne fait que restaurer des idées abandonnées.

L'analyse de cet état mental se ramène à un excès

de subjectivité, ainsi que le démontre l'auteur, dans des considérations qu'il serait trop long d'aborder.

D'autre part, en vertu de la loi sociologique établie par A. Comte, « toutes les conceptions humaines vont de l'état fictif à l'état positif ou scientifique en passant par l'état abstrait ou métaphysique » ; il s'ensuit que l'aliéné, en revenant à des hypothèses trop subjectives, ne fait que parcourir à l'inverse les différents stades de l'évolution mentale. Il passe par conséquent de l'état positif à l'état abstrait et de là à l'état fictif.

Dans ce dernier stade, on distingue trois formes théologiques qui sont, par gradation descendante, les formes monothéiques, polythéistes et fétichistes. A l'appui de cette théorie, l'auteur rapporte un grand nombre d'observations, et d'illustres exemples, de troubles mentaux, tels que ceux de J.-J. Rousseau, Newton, Descartes, Pascal et A. Comte lui-même (1).

Tanzi s'arrête à une opinion mixte. Pour lui, la réapparition chez l'aliéné de pratiques fétichistes conjuratrices s'effectue de deux manières :

A) Directement, par excès intrinsèque de tendances subjectives, débordant le conscient.

B) Indirectement, par défaut extrinsèque des fonctions correctrices et inhibitoires (altérations des centres et incomplétudes).

C'est, on le voit, une théorie éclectique tenant à la fois de celles de Meynert et de Pierre Janet par

(1) En ces états de maladie il y a régression à un stade psychique sous-jacent et en cas de guérison le convalescent repasse par les échelons successifs qu'il avait psychiquement descendus.

le second point, et de celles des positivistes et de Freud par le premier.

*
* *

Dans les discussions toutes récentes auxquelles nous avons précédemment fait allusion nous retrouverons l'opposition entre hypertension affective et hyposthénie du moi comme entre hypothèses psychogénétiques et histogénétiques, avec l'éclectisme qui cherche à les concilier. Nous examinerons particulièrement ces derniers points au chapitre des critiques et objections.

Pour l'instant, constatons avec Hesnard que les théories de Freud ont profondément pénétré en ces derniers temps les milieux psychiatriques et que les psychoanalystes s'attaquent non plus seulement à l'étude étiologique psychophysiologique et thérapeutique des névroses et psychonévroses, mais commencent à étendre leurs recherches aux psychoses organiques. Pour le plus grand bien des discussions scientifiques et médico-psychologiques, voici revenir les beaux jours des discussions passionnées d'antan.

La question des associations hystéro-organiques, très fouillée au temps de l'Ecole de Charcot, renaît ainsi avec Freud, sous le nom de « complexes organo-psychiques ». On en revient ainsi aux équivalents psychiques de réflexes vagotoniques ou sympathicotoniques, et à admettre le caractère constitutionnel et familial fondamental de certains déséquilibres organo-végétatifs. Les manifestations psychiques ou organiques en constitueraient les aspects cliniques secondaires.

Nouveau protée, l'hystérie renaît ainsi de ses cendres, hypnose et suggestion reparaissent sous le nom de psychanalyse, enfin les complexes organo-psychiques restaurent les associations hystéro-organiques d'antan. L'histoire se recommence toujours et si l'hystérie a changé de nom les hystériques existent encore.

Binet estimait déjà pour eux qu'on ne saurait chercher à limiter et à simplifier les réponses des sujets à analyser, qu'il fallait leur laisser pleine liberté d'exprimer ce qu'ils sentent et même les convier à s'observer de près pendant tout le cours de l'expérience. Cette manière de procéder, disait-il, a l'avantage de ne pas restreindre la recherche dans le cercle des idées préconçues, on peut ainsi constater maintes fois des faits nouveaux et non prévus qui permettent souvent de comprendre le mécanisme d'un certain état de conscience. C'est absolument ce que demande Freud aux psychanalystes.

Les récentes recherches sur l'anatomie pathologique des troubles mentaux consécutifs à l'encéphalite épidémique ainsi que les recherches sur le substratum anatomique de certains déments précoces et schizophrènes tendraient à établir qu'il y a propagation infectieuse par la base du crâne au mésocéphale, avec lésions de certaines fibres intermédiaires entre le mésocéphale et la zone corticale. D'où rupture des synthèses mentales et coordinations supérieures, de là l'autisme et les inadaptations psychiques qui font de ces malades des étrangers aux milieux familiaux et sociaux, des aliénés au sens littéral du mot.

Si ces recherches se confirmaient, ce serait la vérification anatomo-clinique de la conception de Meynert et des positivistes, de la psychiatrie selon Semerie en France et Sergi en Italie.

Les psychiatres freudisants, appliquant par une autre voie les lois du symbolisme à la psycho-analyse des déments précoces et schizophrènes, aboutissent à des conceptions beaucoup plus voisines des précédentes qu'il ne semblerait de prime abord ; nous n'en voulons pour preuve que les quelques citations par lesquelles nous terminerons ce chapitre en citant le travail du très distingué psychologue qu'est M. le Dr Hesnard.

« La pensée symbolique est celle qui s'exprime par des concrets — absolus ou relatifs, réels ou imaginaires. — C'est, par exemple, celle du primitif, de l'enfant : la pensée mystique et pré-conceptuelle si bien analysée par Lévy-Bruhl et les sociologues. C'est aussi celle du rêve, qui fait revivre des émotions de la vie éveillée, déformées et concrétisées par des analogies ou des associations d'images.

Ce serait aussi, pour certains psychiatres, la pensée du névropathe et surtout celle du psychopathe. Les hallucinations, délires, idées délirantes, etc., ne seraient pas que le produit quelconque de la maladie psychique, ils auraient une signification personnelle, mais ils exprimeraient quelque chose de plus.

La physiologie moderne confirme d'une part l'importance de plus en plus considérable qu'il convient d'attribuer à la chimie humorale, aux hormones endocriniennes, tissulaires, *morphogénétiques*, psychogénétiques peut-être, dans les processus vitaux ; de l'autre un rôle primordial doit être accordé, avec Pawlow, aux réflexes chimiques, inconditionnels, ou conditionnels, mécanisme basal de nos besoins organiques, de nos tendances les plus profondes (sexuelles, digestives, nutritives, etc.). Enfin, l'on sait que les biologistes étendent de plus en plus le champ de l'activité dite « aneurale », laquelle manifeste les phénomènes vitaux en dehors de la différenciation nerveuse, même sous leurs formes les mieux caractérisées comme le rythme, si important dans la vie affective.

Si bien que l'on peut affirmer que le système neuro-psychique de relation est un organe de coordination, d'unité de direction, alors que le système affectif est, à la base de la vie psychique, l'ensemble plus ou moins désharmonique des appétits et des tendances organiques, source même de notre activité mentale.

D'où en résumé, la loi du symbolisme psychopathique : les formules qui traduisent l'aspect subjectif de la psychose sont des faits psychiques, — ni sensations, ni idées — qui traduisent symboliquement, avec ou sans accompagnement d'ondes de sensibilité cénesthésique, une affectivité monstrueuse d'origine primitivement humorale.

Conclusion du Dr Hesnard : « La psychose est une régression de la pensée, de l'organisation nerveuse vers la vie indifférenciée, ou plutôt un envahissement de l'activité organique. Le toxique introduit chez l'ascendant détermine chez le descendant un arrêt de l'évolution vitale, une déchéance du progrès biologique avec retour à la pensée symbolique, laquelle traduit un type tératologique de vie affective ».

DEUXIÈME PARTIE

CRITIQUE DU FREUDISME

CHAPITRE PREMIER

LES FAITS CONTRE LE FREUDISME

Au premier rang des objections faites au Freudisme, il faut placer le point de départ des recherches de l'hystérie et de l'hypnose, terrains mouvants s'il en fut. — Vient ensuite l'impossibilité de contrôler le point de vue pansexualiste, sur lequel, supposant le problème résolu et prouvé, on fonde la psychanalyse. — L'excitation et la déviation de la libido est-elle bien cause de la psychonévrose, n'en serait-ce pas seulement la résultante ou la concomitance ? — La psycho-analyse dès lors ne se transforme-t-elle pas en une arme à double tranchant plus dangereuse qu'utile ?

Les divergences des chapelles freudistes elles-mêmes sembleraient montrer un mal fondé des principes par leurs dissidences et contradictions.

La multiplicité des schismes fait souvent la faiblesse d'une religion.

On peut répondre avec Claparède que la conception freudienne évolue et s'étend au contact des faits et des débats qu'elle suscite. C'est une condition de perfectionnement et de progrès. Une science qui n'évolue pas ne prospère pas.

L'opposition qu'a rencontrée Freud en France tient aussi aux antinomies de nomenclatures, à l'étrangeté des mots, d'acception variable et de compréhension difficile, que son école a dû créer pour exprimer ses vues nouvelles. La pruderie et la répulsion des réalités crues sont d'autres obstacles auxquels son pansexualisme se heurte. Mais la plus grave objection en psychiâtrie est la conception organique et histogène des automatismes morbides inconscients opposée à la conception psychogène de Freud (les deux théories ne sont cependant pas absolument exclusives et inconciliables).

Les objections et critiques n'ont donc pas manqué à l'œuvre de Freud. Mais les attaques les plus passionnées et les plus violentes sont compensées par des dithyrambes non moins excessifs qui l'exaltent à l'égal des plus puissants génies de l'humanité. On le compare au Christ, à Darwin, à Pasteur, et il a des fanatiques comme un fondateur de religion. Si on l'a traité de « klosetpsychologist », de métapsychiâtre, par contre il a été élevé au rang des plus grands novateurs, et Pfister l'a appelé « le Christophe Colomb de l'inconscient ».

La vérité est entre ces extrêmes. On ne peut nier qu'il fut un novateur audacieux et génial dont les conceptions ont fait et feront encore beaucoup penser et discuter, ce qui est considérable.

Parmi ses détracteurs, nous ne citerons que les principaux de ceux qui firent à ses théories des objections dignes qu'on s'y arrête.

Claparède a rappelé les critiques qui l'ont assimilé à Gall, le phrénologiste, observateur et précurseur de talent, mais dont le sens critique ne fut pas à la hauteur des vues.

Il n'est pas injuste de le comparer à Lombroso qui, parmi beaucoup d'idées justes et fausses, a du moins ouvert des horizons multiples et suscité dans une foule de domaines des progrès indiscutables.

Mais quelle énorme influence la nouvelle doctrine exerce en Allemagne, en Autriche, en Suisse, en Angleterre et surtout aux Etats-Unis ! Un nombre toujours croissant d'adhérents y recrut et l'enthousiasme qu'elle suscite est considérable. Semblable vogue semble maintenant naître en France dans les domaines les plus inattendus de l'art, du théâtre, de la littérature, etc.

J'ai rappelé précédemment que Freud fut élève de Charcot d'abord, sinon de Pierre Janet, la Salpêtrière, de Bernheim ensuite à Nancy en 1899. Il est parti de l'hystérie et de l'hypnotisme pour bâtir les premières fondations de sa découverte psychanalytique. C'est un point particulièrement faible que souligne habilement un de ses critiques, le Professeur Ch. Blondel, de l'Université de Strasbourg. Montrant l'effondrement des premières théories sur l'hypnose et l'hystérie, Blondel rappelle que l'œuvre de Charcot sur ce point a fait faillite, le vocable d'hystérie lui-même tend à être remplacé par le mot pitiatisme que lui substitue Babinski.

En sorte que « pendant que Freud élevait l'édifice « de sa doctrine, les murs s'en effritaient peu à peu « à la base et maintenant qu'il a planté le bouquet « sur le toit, il se trouve que le rez-de-chaussée tombe « en ruine ! » C'est là une objection préalable très grave. Mais on en pourrait dire autant de bien d'autres savants, qui au début utilisèrent les données cliniques admises de leur temps sur l'hystérie selon Charcot. Ce fut le cas de Pierre Janet, de Richet, de Sollier et de bien d'autres qui ne s'en portèrent pas plus mal.

Il ne faut toutefois pas se dissimuler la gravité de la critique.

Elle explique pour une grande part les résistances que le corps médical français a offertes pour entrer dans la voie des études freudiennes et de leur contrôle. Alors que l'on venait de rayer, sous l'influence magistrale de Babinski, l'hystérie de nos nomenclatures, il était difficile de prendre au sérieux une science fondée sur l'hystérie de Breuer, et une psychothérapie analytique, primitivement basée sur l'hypnose.

Le pansexualisme est une autre pierre d'achoppement : « Le nourrisson, dit Cruchet, qui aux premiers jours prend le sein maternel, fait preuve selon Freud d'un élan sexuel ; quand, plus tard, il suce ses lèvres, son pouce, son biberon ou tout autre objet qu'il porte à sa bouche, c'est encore, pour lui, un plaisir sexuel. De même, quand il va à la selle, c'est moins pour un besoin naturel que pour la satisfaction voluptueuse qu'il en éprouve ; parfois même, s'il retient ses matières et en multiplie les évacuations en salves successives, c'est pour jouir, paraît-il, d'une sensation pleine d'agrément. De même encore, l'acte d'uriner n'est pas simplement un besoin nécessaire : pour Freud, il s'y associe un sentiment de concupiscence ; et là encore, d'après lui, pour que le plaisir soit plus long, l'enfant retient volontairement ses urines et en multiplie les émissions. Ainsi de suite, pour tous les actes du plus petit enfant dont les diverses régions du corps se comporteraient comme autant d'organes sexuels isolés, agissant chacun pour leur propre compte, et à sa grande satisfaction.

Aux alentours de la puberté, l'épanouissement général de l'érotisme serait à son summum : plaisir de nudité pour soi et pour les autres, jeux de mains ou joie de lutte, exhibitionnisme, onanisme mutuel, sadisme ou masochisme, rien ne manque à l'appel du transport sexuel. Puis l'adolescent s'adore lui-même : c'est le narcissisme ; ou bien il adore son semblable : c'est l'inversion ; ou bien il continue à adorer son père, si c'est une jeune fille, sa mère, si c'est un jeune homme ; cet inceste maternel ou paternel (dit « complexe d'Œdipe ») est susceptible de se transposer, à cet âge pubère, sur des femmes âgées, rappelant la mère pour le jeune homme, sur des hommes mûrs, image du père, pour la jeune fille.

On peut se demander comment Freud a pu ériger de semblables exceptions en loi psychologique générale. Il est permis de penser que même à Vienne, l'humanité n'est pas à ce point génitalisée. Qui veut trop prouver ne prouve rien.

La doctrine de Freud est donc celle d'un monomane. Et ce qui tend malheureusement à le prouver, c'est la portée pratique qu'a voulu en tirer son auteur. Convaincu que bien des accidents mentaux, névroses ou psychoses, étaient dus à des émotions d'origine sexuelle refoulée dans l'inconscient, il a institué le traitement de la psychanalyse sur cette base. Or en limitant l'horizon étiologique, la psychanalyse est vouée d'avance à l'insuccès. Quand elle s'adresse à des scrupuleux, à des inquiets, à certains asthéniques et obsédés, elle risque, en leur dévoilant certains faits, souvent imaginaires d'ailleurs, d'aggraver leur névrose au lieu de la soulager.

L'erreur de Freud est d'avoir fait dépendre sa doctrine d'une sexualité infantile systématique, qui n'existe que dans quelques cas particuliers. Cet auteur a raisonné sur l'enfant avec un esprit d'adulte. Chez ce dernier, d'ailleurs, la sexualité est loin d'être une règle constante dans l'accomplissement des actes de sa vie psychologique normale.

Pratiquement, la psychanalyse est une méthode de traitement incomplète et dangereuse. Limitant son action à la recherche des chocs émotionnels sexuels, elle crée souvent des chocs qu'elle a la prétention de guérir, et les aggrave. La psychothérapie, bien comprise, lui est supérieure, car elle recherche toutes les causes et prend soin précisément de ne pas subordonner l'une d'elles aux autres » (Cruchet) (*Presse Médicale*, 26 fév. 1927).

A ces attaques, Hesnard répond : « On entend « parler encore à l'heure actuelle des erreurs et des « dangers du Freudisme. Dans un article récent, notre « maître et ami Cruchet a critiqué les conceptions « premières (et démodées) de Freud sur le rôle de « la masturbation infantile, etc., de même Bodin « dans son livre contre Freud (éd. Masson). Or cet « auteur n'a pas la moindre idée de ce qu'est une « cure psycho-analytique pratique et rejette toute « science basée sur l'inconscient, parce que l'incons- « cient est une notion qui choque son idéal philoso- « phique de la conscience pure et libre. »

« Et cela est naturel, très peu de confrères ayant « eu l'occasion de fonder leur opinion sur la pratique « psycho-analytique (laquelle ne s'apprend pas au « grand jour comme les autres techniques médicales). « Les principes de la psychanalyse mal compris « choquent au prime abord tout observateur quel qu'il « soit » (*Annales médico-psychologiques*, 25 août 1927, nº 189).

A l'appui de ces arguments il cite sa propre conversion au Freudisme qui, dit-il, n'est que la reconnaissance pure et simple des résultats obtenus, alors qu'au début avec Régis et jusqu'en 1923 (Congrès de Besançon), tout en devinant le puissant intérêt des conceptions freudiennes, il était choqué de cet esprit de système, de ce schématisme et de ces originalités terminologiques qui apparaissent dans la doctrine psychanalytique à tous ceux qui l'abordent pour la première fois.

Tout psychasthénique est un arriéré de l'évolution sexuelle : « L'automatisme, lésionnel ou non,

« n'est pas un pur mécanisme analogue à celui que « produirait la vibration discordante de quelque sys- « tème neuronique émancipé du jeu harmonique des « fonctions cérébrales. C'est un automatisme affectif « qui obéit aux lois de la psychologie affective. Entre « le trouble matériel supposé (et vraisemblable) et le « symptôme automatisme, il existe une néoproduc- « tivité psychique de nature affective, émotion ou « tendance, fait de conscience affective dont la « causalité remonte au moins partiellement à quel- « que perturbation de la vie instinctive normale... « Lorsqu'un aliéné présente à l'état pur le syndrome « de Clérambault (automatisme histogène), la pen- « sée morbide qui s'y formule peu à peu est au « contraire chargée de valeur personnelle, de signifi- « cation individuelle d'importance intime, c'est-à- « dire d'affectivité. Comment pourrait-il en être « autrement ? Comment expliquerait-on que cet « aliéné s'intéresse à cette pensée automatique plus « qu'à tout autre chose au monde, plus qu'à la réa- « lité. Il ne saurait y avoir de psychose sans pertur- « bation affective — toute psychose est plus exacte- « ment une affectivité monstrueuse ; c'est en ce sens « que Ballet disait que la base affective des psy- « choses n'était pas à démontrer, étant une évidence « clinique. On discerne l'importance dans la forma- « tion de la personnalité automatique de certains « dérivés de l'inconscient normal.

« D'un autre côté cet autrui interne hérite des « parents (sur-moi de Freud), du père spécialement, « qui inaugure chez l'enfant de 4 à 5 ans les premiers « refoulements et autour duquel s'organisent toutes les convenances, règles de vie, idéaux moral et religieux, etc. De l'autre, en opposition souvent perverse, ricanante avec lui, toutes les tentations de bien-être égoïste, de jouissance physique, de sensualité rabelaisienne, de puissance et de domination sociale, toutes les impulsions infantiles, intensifiées par la vie à la possessivité, à la jalousie, au sadisme, que le malade n'a jamais voulu admettre consciemment en lui et qui triomphent plus tard dans la réalité délirante à l'abri de leur masque anonyme ou étranger d'émanation de la personnalité seconde.

« C'est en cela que consiste la prolifération indue réclamée par M. de Clérambault, cette infiltration du psychisme conscient par les néoproductivités de l'inconscient affectif en mal de déterminisme.

« Une telle conception de l'automatisme vésanique, néoproductivité de nature affective, n'est d'ailleurs nullement en contradiction avec l'hypothèse d'un trouble mental primaire en partie acquis. Certaines causes organiques comme l'alcool ont une action évidente, non sur l'activité intellectuelle (dont l'altération apparaît comme beaucoup plus parallèle au processus histologique), mais sur l'activité affective.

« Et l'on connaît bien la déchéance affective de l'alcoolique, son incapacité de sublimation, sa régression aux modes infantiles ou archaïques de sentir et de désirer (possessivité jalouse, frigidité sexuelle). D'un autre côté, les causes humorales en rapport avec les époques climatériques de l'évolution sexuelle (puberté, grossesse, ménopause, etc.)

« agissent en combinaison intime avec les variations « de l'être instinctif qui s'expriment en pleine néoformation délirante chez les délirants chroniques. « Causes morales et causes organiques s'ajoutent, « se complètent constamment en psychiatrie.

« La néoproductivité affective plus ou moins « tardive apparaît de plus en plus comme un chaînon « indispensable dans la psychogénèse des symptômes « de l'organique vers le mental » (Hesnard, *Annales médico-psychologiques*, l. c.). On concilie ainsi fort habilement les points de vue architectoniques, anatomiques et humoraux, avec le point de vue psycho-évolutif. On passe de la sexualité à l'affectivité, sphères éminemment voisines, sinon identiques, pour se rallier finalement aux vues si larges selon lesquelles Claparède et Iung avaient cru pouvoir étendre la conception de la libido. On sait que Freud n'a pas cru devoir ratifier ces vues.

La notion de libido trop étendue et trop largement diffusée par Freud (et aussi mal interprétée) a provoqué une fâcheuse impression dans bien des esprits : « Il convient de dire bien haut que l'instinct sexuel « est un des plus actifs de ceux qui sont à l'origine « de beaucoup de nos sentiments et de nos actes, « mais d'autres instincts tels que celui de la conser« vation et même certaines autres tendances sont « susceptibles d'être l'origine de mêmes complexes « et de subir le même refoulement » (Professeur H. Claude).

D'ailleurs bien des rêves de Freud rapportés et analysés par lui-même mettent en relief non pas des phénomènes sexuels, mais simplement des sentiments et des tendances plus ou moins contraires. Hartemberg a protesté aussi contre l'hypothèse des névroses de cause exclusivement génitale. La source de l'activité humaine serait moins dans la sexualité que dans l'instinct général de conservation.

Propagateurs de véritables obsessions sexuelles, les Freudistes seraient souvent eux-mêmes en proie à la névrose érotique.

Une objection critique très forte en effet se fonde sur le postulat primordial du Freudisme ; la base sexuelle de tous les phénomènes psychiques normaux et pathologiques, démontrée par la psychanalyse, semble à certains une pétition de principes arbitraire et sans fond démontrable.

Du double sens possible des rêves, sens propre et sens symbolique, de l'ambivalence des symboles donnant prise à deux sens opposés négatif et positif, ainsi qu'aux inversions, substitutions, transpositions et déplacements — il résulte une interprétation essentiellement personnelle variable et aléatoire.

Si on ajoute à cela l'objection de Mæder sur le caractère prospectif des rêves, de Silberer sur leurs interprétations anagogiques, de Stekel sur les possibilités d'arrangements ultérieurs au réveil et même d'altérations dues au psychanalyste lui-même, que reste-il de solide dans cet entrecroisement d'hypothèses ?

C'est là une objection formulée par beaucoup d'auteurs depuis Pierre Janet.

D'autre part on peut objecter que les troubles de la libido ne sont pas cause des troubles névrotiques, mais simplement manifestation de la constitution morbide sans laquelle il n'y aurait pas névrose. Ce n'est ainsi pas du fait de sa libido que le névropathe tombe dans la névrose, c'est parce qu'il est névropathe que sa libido provoque éventuellement des singularités. Enfin on objecte que si l'érotisme œdipien de l'enfant vis-à-vis de sa mère débutait par l'attraction du sein, il devrait en être affranchi en cas d'allaitement artificiel.

Ainsi, rien n'égale les résistances, les protestations, les critiques, les railleries auxquelles la psychanalyse fut en butte depuis les premières publications de Freud, en ce qui concerne la base étroitement génitale de sa conception. « Devant l'obscénité promue « scientifique, conclut Blondel, on peut faire de l'ob- « jectivité de la recherche un voile aux anecdotes les « plus court vêtues avec l'impassibilité méthodique en « laquelle la corruption latine reconnaît méchamment le déguisement subtil de délectations moro- « ses. Découvrant, après le poète, le cochon qui sommeille au cœur de tout homme, la psychanalyse « par surcroît en a fait un cochon triste. »

La psychologie traditionnelle, riposte Hesnard, imbue de préjugés intellectualistes, construit d'après la sereine introspection de quelque philosophe, sans contact avec la vie pratique, ignorant dans l'esprit humain jusqu'à la valeur de la volupté et de la souffrance, et oubliant dans la vie mentale de rechercher la personne humaine.

Néanmoins A. Ombrédanne met en doute la valeur de la psychanalyse comme méthode d'investigation d'un passé réellement vécu. On serait tenté d'y voir plutôt une méthode curieuse d'investigations et de dressage applicable à l'imagination du psychanalyste. Comme disait Dupré de l'hypnotiseur et de l'hypnotisé, « psychanaliste et psychanalysé réalisent la plupart du temps un complexe morbide indissoluble ».

Pour Lapicque et Rabaud, le Freudisme ne semble pas non plus scientifique parce que non en rapport établi avec les faits.

Pour A. Cresson et Duhamel, c'est un réel danger. Quand on lit Freud on a la même impression qu'avec certains médecins qui croient avoir inventé une maladie nouvelle. Ils la trouvent à tous et même aux mieux portants de leurs amis.

Freud fait-il autre chose quand il se déclare content des explications les plus invraisemblables pourvu qu'elles soient sexuelles, ce qui à ses yeux emporte tout ? (Dr A. Cresson). On songe à la hantise avec laquelle certains magistrats enquêteurs tourmentent les prévenus pour en faire des coupables. Cette déformation professionnelle comme on l'a appelée existe chez certains Freudistes qui veulent voir en tout et partout l'érotomane (qui est en eux, dit Vacher).

Pour se faire une idée impartiale de la psychanalyse, disent cependant Dupré et Trepsat, il ne faut pas se rebuter à l'avance par tout ce que cette technique particulière comme la doctrine paraît comporter d'inattendu, de superficiel et même d'invraisemblable (*Encéphale*, p. 184, 1920). Il faut utiliser le procédé sans arrière-pensée ni idées préconçues, pour être à même de l'apprécier. Si certaines conceptions de Freud ne sont pas exactes, il n'en reste pas moins qu'il a dit plus de choses nouvelles et justes que la plupart des hommes qu'on vénère (Bleuler, *L'Autisme*, p. 53).

« Il est un des seuls qui aient vraiment créé la
« psychopathologie et je dois dire qu'il a apporté
« en ce domaine le plus grand progrès que je con-
« naisse. »

Quant aux caractéristiques diverses des Ecoles schismatiques de Iung, d'Adler, de Ricklin et Mæder et à celles des anglo-saxons ou celles des dissidents français comme Regis, Hesnard (1re manière), nous n'en dirons que quelques mots et ne nous arrêterons pas aux néofreudistes décadents par outrance.

Iung, Ricklin et Mæder s'éloignent de la conception freudienne, en ce qu'ils ne veulent plus voir dans les rêves l'expression de désirs refoulés, ils leur attribuent un rôle prospectif.

Le rêve est le produit d'une activité psychique créatrice, sa forme symbolique est l'expression d'une tendance en formation qui ne peut se traduire autrement, non pas parce qu'elle est refoulée, mais simplement parce qu'elle n'est pas assez mûre ni assez précisée pour adopter la forme de pensée discursive consciente.

Il s'agit de tendances essentielles de l'individu et d'une forme particulière sous laquelle elles se manifestent dans le délire comme dans le rêve.

« Entièrement différentes de la pensée ordinaire, elles apparaissent de prime abord incohérentes et incompréhensibles » (Minkowski, *La Schizophrénie*, 1927, p. 134).

Kostyleff disait déjà en 1914 :

« Nous croyons que les rêves, loin de représenter
« le résultat d'un désir, présentent souvent le retour
« d'une impression quelconque restée sans décharge

« et renforcés par des souvenirs simplement associés » (*Le mécanisme de la pensée*, p. 122, Masson, 1913).

De ce point de vue le rêve est un retour d'impressions restées sans décharge ; quand il ne représente pas la régression d'un état affectif, il est le résultat d'images ramenées au hasard du renforcement fonctionnel.

La censure prend dès lors une toute autre signification que celle conçue par Freud, elle prend le sens précis d'une dissociation des réflexes cérébraux par arrêt ou inhibition des processus associatifs.

Minkowski transpose avec Iung l'hypothèse dans le domaine psychopathique en ce qui concerne l'autisme de certaines pseudo-démences schyzophréniques, qu'il ne considère plus comme dû à un refoulement. Ces schizophrènes, dit aussi Bleuler dans son traité, perdent tout rapport avec l'ambiance, vivant dans un monde qui n'est qu'à eux. Ils s'y enferment avec leurs désirs qu'ils imaginent réalisés ou avec la souffrance résultant des persécutions dont ils se croient victimes. Ils limitent leur contact avec le monde extérieur au strict minimum.

Ce détachement des réalités s'accompagne d'une prédominance relative ou absolue de la vie intérieure, c'est l'autisme, qui n'est pas cause mais conséquence.

Iung, Mæder, Adler et Ricklin, veulent enfin faire plus que de la psychanalyse et prétendent à une synthèse constructive dans un 2e temps dit de rééducation morale.

Il n'est que juste d'ailleurs de rappeler à ce propos que Freud lui-même préconise en dernière analyse de remplacer le transfert sur le psycho-analyste par la tangente dans un idéal altruiste et supérieur. Cela revient bien, autant pour le psychanalyste que pour le psychanalysé, à une sorte de rétablissement irréprochable dans le domaine surhumain et hautement idéaliste des aspirations dont les refoulements, conflits et avortements ont suscité les symptômes névrotiques.

La doctrine freudienne ainsi que le reconnaît Claparède a varié (p. 11, introduction aux *Cinq leçons sur la Psy. an.* de Freud, Payot, 1924) ; née et grandie au contact de l'observation, elle subit une évolution constante qui l'a sinon transformée, du moins renouvelée au fur et à mesure que s'enrichissait l'expérience du maître et de ses adeptes.

Mais les novateurs les plus géniaux ont laissé des systèmes dont aucun n'a survécu plus d'une ou deux générations. L'œuvre de Charcot fut immense, il n'en subsiste que quelques grandes lignes directrices et c'est énorme. L'œuvre de Darwin fut formidable mais combien modifiée en 50 ans, par ses élèves, ses émules et ses successeurs. Pasteur fit de même. Son œuvre fit évoluer la science, mais elle aussi évolue, change et se transforme.

Freud ne saurait faire mieux et édifier des constructions définitives. Ce n'est pas une raison certes pour le déconsidérer. Peut-on du moins discerner dès maintenant ce qui peut vraisemblablement survivre ou périr ? Il semble bien que la libido doive gagner à être sublimée selon les vues de Iung et Claparède ; Freud, en dépit de ses protestations, y arrive lui-même dans ses derniers ouvrages.

L'homosexualité qu'il croit discerner comme

phase obligatoire de toute évolution infantile paraît bien aussi un dogme choquant et particulièrement discutable. Le rappel de l'amnios dans les rêves de noyades et les souvenirs intra-utérins qui s'y rattachent semblent bien tirés par les cheveux ; ils méritent la réplique humoristique des souvenirs de la période testiculaire.

Mais toute systématisation trop étroite mène fatalement à de tels extrêmes. Un dogme scientifique, comme le dogme juridique, peut aboutir à des conclusions iniques, « summa injuria ». Or il ne faut pas de dogmes en science et celle de Freud ressemble sur trop de points à une religion pour demeurer longtemps enfermée dans les paroles du maître.

Il n'en peut survivre que ce qui pourra être corroboré par les recoupements de la biopsychologie et de la réflexologie objective appliquée à l'analyse des phénomènes et processus cérébro-psychiques.

Avec l'homosexualité infantile, constante et obligatoire comme l'onanisme narcissique (envisagé dans le sens de toutes satisfactions sensuelles tirées de son propre organisme par l'enfant), le complexe d'Œdipe reste essentiellement discutable.

Pour l'homosexualité congénitale, on peut invoquer la phase de sexualité indifférente transitoire par laquelle passe l'embryon ; c'est plutôt un hermaphrodisme de passage que le biochimisme départage assez vite ; mais l'on peut supposer ce biochimisme troublé ou encore indécis après l'orientation sexuelle ; cependant à l'époque embryonnaire le psychisme est inexistant, bien qu'on puisse répondre qu'il y a un psychisme unicellulaire dès la période de l'ovocyste, psychisme contenant en germe tout l'épanouissement final.

Ce serait un rappel de tendance, un reflet psychique chez l'enfant de. l'état embryonnaire, ce qui est différent de ce qu'y voit Freud.

Pour le symbole œdipien, on a objecté qu'Œdipe lui-même ne fut que la victime des fatalités, et non d'attirances sexuelles à l'égard de sa mère inconnue, de même que son parricide fut étranger à toute haine jalouse.

Mais les Freudistes répondent que la fréquence du mythe sur ce *leitmotiv* dans toutes les langues, chez tous les peuples et à toute époque souligne la constance confuse dans l'âme humaine de ce pivot des fatalités inéluctables à la vie du clan primitif, de la tribu sauvage, de la vie isolée des castes et de certains milieux humains même contemporains.

Mais alors, ce n'est plus un jaillissement de tendances intra-psychiques profondes et ancestralement refoulées. C'est bien plutôt une conséquence de conditions sociales et familiales similaires, les mêmes causes produisant mêmes effets ; le confinement d'un groupe humain restreint (par situation géographique, historique ou par morbides promiscuités de tous genres) entraînerait même réaction d'attirances incestueuses, et ses conséquences (avec toutes les causes accessoires de moindres résistances intrinsèques et d'excitants génitaux influant sur des individus soumis à ces tentations).

La loi positive de transformation des hypothèses les plus simples devant écarter les plus complexes devrait ici faire repousser l'explication freudienne.

Quant à la constance (je ne dis pas fréquence) des interprétations génitales des rêves et conflits psychiques normaux et pathologiques, elle est inévitable avec la symbolique adoptée par Freud ; il faudrait d'abord justifier cette dernière telle qu'il l'a établie en dernier lieu avec ses adeptes ; elle comprend dans la sexualité toutes les formes possibles et tous les mots qui les désignent (même par calembours et jeux de mots cette symbolique reste encore extensive) ; comme d'autre part à l'aide des transferts ambivalents et contrastes d'opposition, la négative vaut l'affirmative, toute allusion repoussée avec énergie exprime d'autant plus nettement la notion refoulée ; l'absence affirmée de sexualité peut devenir alors le *nec plus ultra* de la génitalité inconsciente !

Nous donnerons à ce sujet (Chap. X) un tableau-exemple (très incomplet d'ailleurs) de la symbolique critiquée. Affirmer ou nier ces symboles ne peut avancer à rien, les contrôler seul importe, et nous verrons comment on y peut prétendre ; mais cela est précisément le problème de l'avenir du Freudisme.

Le côté le plus faible du Freudisme, dit Kretschmer, réside non dans telles ou telles observations particulières, mais dans la généralisation dogmatique des résultats fournis par ces observations.

N'importe quel psychologue doué de sens critique peut, dans la névrose, les rêves, la schizophrénie, retrouver des symboles analogues à ceux découverts par la psychanalyse ; dans beaucoup de cas il pourra même établir leur probabilité et prouver l'exactitude de son interprétation.

« Nous estimons cependant que le psychologue

« n'a pas le droit de se contenter de simples conclu-
« sions par analogie et de renoncer à la démonstra-
« tion particulière de chaque cas. Nous voyons une
« preuve du génie personnel de Freud dans le fait
« que, malgré les défauts flagrants et patents qui
« ont vicié la méthode de travail de son école, l'exac-
« titude, la certitude intuitive de la plupart de
« ses résultats reste à peu près intacte. Ceci tient
« avant tout à ce que ses constructions, même les
« plus hardies, sont nées, non entre les quatre murs
« de son cabinet, mais de la pratique, de l'étude de
« l'homme vivant ; de sorte qu'il reste toujours un
« précieux noyau empirique après l'élimination des
« excroissances parasites (Kretschmer, *Psychologie médicale*, p. 476, Payot, 1927).

Freud lui-même n'a-t-il pas écrit en propres termes : « L'édifice théorique de la psychanalyse que nous avons créé n'est en réalité qu'une superstructure que nous devrons asseoir sur sa base organique ? »

CHAPITRE II

L'INSUFFISANCE PSYCHIATRIQUE DU FREUDISME

Les points de vue histogènes (lésions organiques) et psychogènes (conflits d'idées) relativement aux processus psychopathiques restent conciliables, mais dans l'œuvre de Freud, de profonds remaniements s'imposent. Il n'en subsistera vraisemblablement que ce qui pourra s'appuyer sur des contrôles biopsychologiques tels que ceux que réalise la psycho-réflexologie objective, par exemple ; tout ce qui n'est que spéculation idéative, quelque ingénieuse qu'elle soit, reste essentiellement révisable (Telles paraissent être les hypothèses de *mémoire utérine*, *d'homosexualité infantile constante*, et d'animadversion familiale en retour, si fréquentes qu'elles soient dans les schizophrénies).

Les hypothèses les plus simples sont les plus soutenables. Ces réserves ne sauraient être interprétées comme attaques contre le Freudisme ; c'est un bilan des chances de survivances de certaines parties de son système que nous essayons d'établir. Les assises sexuelles premières de l'instinct de conservation individuel puis racial s'accordent avec la conception génitale d'un psychisme profond et inconscient opposé par Freud au moi conscient perpétuellement en lutte avec ces tendances refoulées ; mais pour affermir ce terrain mouvant sous les pas du psychanalyste, il importe de l'appuyer sur des bases plus solides encore ; celles de la psychologie objective semblent particulièrement susceptibles d'apporter au Freudisme les contrôles nécessaires, les rectifications et les points d'appui indispensables.

Affirmer qu'aucun phénomène psychique inconscient ou autre ne saurait être fortuit et dû au hasard n'est qu'une application directe du principe essentiel qu'il n'y a pas d'effet sans cause. Prétendre dégager ces causes et établir le déterminisme de tous nos actes, même et surtout automatiques, n'est pas une prétention excessive. Mais établir *à priori* une démarcation théorique nette entre perturbations du mécanisme psychologique et déviations par lésions matérielles est une pétition de principe. En fait c'est là le point névralgique du Freudisme. En ce moment même la question préalable se pose du bien fondé de la psychanalyse dans les psychoses et psycho-névroses.

Au cas où ces affections deviendraient réductibles en processus organiques, elles échapperaient semble-t-il à toute influence morale et psychique, étant d'origine lésionnelle et de nature histogène.

L'hystérie, disais-je dès 1911, syndrome *sine materia*, n'existe plus depuis que Babinski l'a démembrée en retranchant, grâce à ses procédés d'investigation cliniques précis, tout ce qui se pouvait rattacher à des lésions organiques locales.

Comme la peau de chagrin de Balzac, la névrose semble s'être réduite peu à peu à rien. C'est qu'on a coutume, comme primitivement, de l'opposer aux affections organiques. Cependant constatant sa simultanéité de plus en plus fréquente lorsqu'on observait mieux avec les lésions organiques on dut admettre et décrire une foule grandissante d'associations hystéro-organiques.

C'est à les dépister que M. Babinski s'est attaché sans pouvoir s'affranchir, vu son point de départ, de l'opposition initiale établie sur l'hypothèse primitive d'une névrose *sine materia*. Si au fur et à mesure qu'on trouve des symptômes relevant de lésions organiques, on s'obstine à les détacher de l'hystérie, on ne résoudra jamais la névrose en une affection organique ; cependant, en s'apercevant qu'il n'en reste ainsi plus trace, on devrait se dire qu'elle est peut-être toute demeurée en deçà de la limite, au delà de laquelle on s'obstinait à la refouler et à la situer encore.

L'ataxie a été aussi traitée de névrose : si, aveuglé par l'hypothèse de l'absence d'un substratum organique, on avait opposé la sclérose des cordons postérieurs à l'ataxie, on aurait aussi érigé cette dernière en entité inexistante. Je crois donc qu'en opposant l'hystérie-névrose aux affections organiques,on recommence le dualisme des deux médecines de l'âme et du corps ; c'est un vestige de la médecine spiritualiste et métaphysique qui pèse encore sur nous. Toutes les névroses sont en voie de se résoudre en affections somatiques dont les manifestations psychopathiques ne sont qu'un effet. La chorée est sortie des névroses *sine materia* à ce point de vue, l'hystérie fera de même. Nous sommes à un tournant caractéristique de son histoire.

Charcot et sa phalange illustre de neurologistes contemporains ont par la méthode scientifique anatomoclinique désocculté si je puis dire nombre d'affections nerveuses mal connues jusqu'alors dans leur nature somatique, il reste à faire de même dans le domaine des affections dites psychiques.

Certes c'est bien plus difficile et complexe ; mais en allant du moins au plus complexe et du connu à l'inconnu, on peut espérer trouver un pont de passage dans les travaux si importants établis sur le terrain des névroses associées nettement aux affections organiques connues.

L'hystérie en particulier s'associe aux lésions traumatiques du système nerveux, de même qu'elle éclôt sur la présénilité et les lésions initiales qui la précèdent. De même hystérie et schizophrénie s'observent en période préparalytique ou de rémittence et en certaines démences précoces. Je sais bien que jusqu'ici on s'efforce d'opposer l'affection organique à la névrose coexistante comme simultanéité d'affection *sine materia* greffée sur une affection somatique. Mais c'est là la projection, l'objectivation des catégories de notre esprit, une opposition née de l'idée préconçue que j'attaquais en commençant ces lignes.

Je crois qu'en relevant attentivement ces cas de soi-disant combinaisons et superpositions de maladies, on peut espérer atteindre les premiers éléments susceptibles d'affirmer de plus en plus la preuve de l'hystérie, maladie organique, lésion réparable peut-être (bien que l'hystérie curable soit jusqu'ici douteuse malgré sa nature de protée qui en peut souvent donner l'illusion).

La science démontre d'une façon absolument certaine le fait de la simultanéité et de la corrélation constante et nécessaire de l'action nerveuse et de l'activité mentale, elle en fait ainsi deux phénomènes inséparables devant toujours se manifester ensemble et ne pouvant avoir lieu l'un sans l'autre. A une activité mentale nettement suspendue ou perturbée correspond nécessairement un état d'altération des centres nerveux non moins décisif.

La vie psychique de l'homme et des animaux, disait Griesinger, commence dans les organes des sens impressionnés par les excitations des milieux environnants et son courant perpétuel rejaillit en dehors par l'intermédiaire des organes du mouvement.

Le type de la métamorphose de l'irritation sensitive en impulsion motrice est l'action réflexe avec ou sans perception sensitive.

La vie mentale peut être ramenée à un réflexe complexe sans que la solution du problème du dualisme ou monisme des manifestations physiques ou psychiques soit en rien préjugée. Comme conclusion du démembrement de l'hystérie, dès l'instant où on l'ampute de tout ce qui ne peut être rattaché à une lésion organique, certains proposent d'en rayer purement et simplement jusqu'au vocable.

Cependant, comme il demeure au moins un syndrome d'asynergie cérébrale antérieure, on inaugurerait le pitiatisme, sorte de maladie imaginaire, névrose fantôme qui s'évanouirait aisément.

Mais on concède qu'elle renaît de même :

Les accidents médiévaux ou contemporains seraient l'objectivation de médecins naïfs ayant projeté dans l'esprit de leurs malades leurs propres hypothèses ; comme il s'agit là d'une flexibilité psychique spéciale, pourquoi ne pas admettre une invalidité spéciale dégénératrice héréditaire ou acquise, qui se fonderait sur certaines interruptions ou ruptures des voies réflexes normales du psychisme supérieur ? De là une insuffisante convergence d'identification et de volition, une sorte de diplopie psychique rendant le caractère flottant et suggestible, le moi plus ou moins irrévocablement dissocié, la synthèse mentale normale impossible ; car bien qu'on en dise, je ne sache pas que l'état de suggestibilité pithiatique guérisse ; si telle suggestion est destructible, l'état mental n'en reste pas moins instable et mobile ; c'est une déséquilibration dégénérative aussi définitive et persistante que toutes les autres.

Comme les dégénérés, les hystériques guérissent de leurs épisodes, mais aussi demeurent irrémédiablement ce qu'ils étaient au fond, des anormaux par infirmité organique des voies psychoréflexes.

Un délire, aussi bien hystérique que tout autre, peut donc être considéré comme la preuve d'un certain degré d'altération plus ou moins réparable du tissu cérébral et de ses voies de conduction ou réception (*Traité de psychologie pathologique* du Dr A. Marie, v. II, p. 2, Alcan, 1911).

On ne comprend guère, dit Heuyer, que la conception de l'origine organique de l'automatisme mental puisse être discutée ; syndrome clinique qu'on rencontre dans différentes maladies mentales, comment pourrait-il avoir autre chose qu'une base organique ?

Pourquoi les maladies du cerveau se comporteraient-elles autrement que les maladies du foie, du rein et de tous les autres organes ? Pourquoi les syndromes qui les constituent ne répondraient-ils pas à des lésions dystrophiques, toxiques, infectieuses, irritatives ou destructives du système nerveux ? Il est difficile de comprendre qu'un certain nombre de maladies mentales puissent avoir une base anatomique et les autres ne pas l'avoir ; de quoi donc celles-ci seraient-elles l'expression ? D'un trouble passager ou chronique de l'esprit ? de l'altération d'une pensée pure d'ordre métaphysique ?

Pourquoi admettre que certaines maladies mentales seraient d'origine organique et que d'autres ne le seraient pas ? quelle serait la limite entre les deux groupes ? Celle que trace notre ignorance et que les progrès font reculer de plus en plus. Il y a quinze ans à la Salpêtrière on traitait par la psychothérapie les myoclonies qualifiées d'hystériques, auxquelles on reconnaissait une origine psychique.

Actuellement, nul ne discuterait leur nature organique ; ce qui a permis de dire que l'épidémie d'encéphalite a plus fait en deux ans pour rétrécir le champ trop cultivé de l'hystérie que les discussions interminables entre l'école de la Salpêtrière et l'école de Nancy.

Des faits de ce genre, qui se sont passés pendant une courte période de temps, sont des arguments solides, lorsqu'on affirme que beaucoup de maladies mentales considérées actuellement comme psychogènes, idéogènes, rentreront dans le cadre général des maladies organiques.

Il y a entre la conception psychogénétique des maladies mentales et la conception organique de l'automatisme mental, une séparation comme il pouvait y en avoir, toutes proportions gardées, entre le vitalisme de Broussais et la méthode anatomo-clinique que Laënnec a introduite en médecine générale, et que Bayle a appliquée en psychiatrie, quand il a décrit la paralysie générale » (*Encéphale*, n° 6, juin 1927).

Dans une conférence de Iung sur le contenu des psychoses, cet auteur, adoptant l'origine idéique de la déduction logique de certains systèmes délirants, développait sa conviction que les 3/4 des maladies mentales sont de nature fonctionnelle et non de nature organique, par conséquent justiciables de la psycho-analyse (Wien, 1908, *Der Inhalt der Psychose*).

Mais déjà Bleuler lui-même avait fait des objections à la théorie freudienne de l'origine des délires fondée sur complexes affectifs. Tout en reconnaissant le rôle des complexes dans la pathologie des symptômes de la schizophrénie, Bleuler n'a cependant jamais admis la théorie psychanalytique dans le sens strict du mot, pour cette affection.

Sa théorie cherchait à ramener comme pour les psychonévroses l'étiologie à un trauma infantile et à une arriération dégénérative qui en résulterait.

Les complexes déterminant pour Bleuler le contenu des symptômes, expliquent certaines réactions particulières du malade, mais ne constituent pas pour lui la cause efficiente de la schizophrénie.

« Les complexes ne font que remplir le vide creusé « par le trouble initial, mais ils sont incapables de le « creuser. »

Cette façon de voir se rapproche singulièrement de celle des histologistes, pour lesquels la lacune histologique préexiste à la fragmentation psychique génératrice des automatismes hallucinatoires ou psychomoteurs délirants et des autismes systématisés secondaires.

Si les troubles psychopathiques sont à pur substratum anatomique lésionnel, l'hypothèse freudienne de leur mécanisme par refoulement tombe et la psychanalyse n'a plus de raison d'être en dehors des cas purement fonctionnels tels que le pithiatisme qui peut se rectifier de lui-même ou par suggestion et hypnose. Dans cette hypothèse la psychanalyse ne serait qu'un succédané, une variante, un démarcage de ces dernières et perdrait une grande partie de son intérêt. Tout l'automatisme inconscient ou subconscient resterait inaccessible, son rôle si considérable dans l'étiologie des troubles mentaux se ramènerait à l'expression de lacunes recouvrant des destructions parcellaires et des dissociations de la synthèse psychique par mutilation cérébrale. Telle semble bien d'ailleurs l'opinion d'un certain nombre de spécialistes et non des moindres ; aussi les récentes discussions dans les sociétés scientifiques se sont-elles en ces derniers mois concentrées sur ce point pour aboutir aux débats des Sociétés psychiatrique et médico-psychologique et aux rapports du Congrès de Blois (Juillet 1927).

MM. de Clérambault, Heuyer, Lévy-Valensi et Guiraud en particulier ont soutenu la thèse de l'origine histogène et organique des automatismes morbides et des délires qui s'ensuivent.

MM. Cellier, Hesnard, Pichon, Minkowski et Laforgue ont été les principaux défenseurs de la thèse psychogène.

— M. de Clérambault, développant sa conception personnelle sur l'origine automatique des délires en général, rejette les idées anciennes sur les psychoses hallucinatoires de persécution et de grandeur par déduction logique, comme empreintes d'idéogénisme.

Il estime que l'automatisme mental des délirants est de cause histologique.

Par automatisme psychopathique il entend les phénomènes classiques de pensée devancée ou en écho, d'énonciation des actes, d'impulsions verbales, de phénomènes psychomoteurs, par opposition aux voix objectives individualisées et thématiques. Il range dans l'automatisme mental les mots explosifs, les jeux syllabiques, les kyrielles de mots, absurdités et non-sens, ainsi que les intuitions abstraites, les arrêts de pensée, le dévidage muet des souvenirs ; ce serait l'automatisme à l'état naissant, le petit automatisme mental.

Le fond commun serait un trouble pour ainsi dire moléculaire de la pensée élémentaire, indépendant de la qualité de l'intellect.

Ni l'idéation ni l'affectivité n'expliquent ces délires, les déductions logiques comme les jeux de refoulement, selon Freud, sont à rejeter d'après de Clérambault, parce qu'il y a lésion histologique essentielle ; les thèmes idéiques affectifs et les systématations sont secondaires et accessoires. L'automatisme basal est dû à la fragmentation du mécanisme psychique par altérations de nature infectieuse toxique, traumatique ou scléreuse. C'est un processus mécanique étranger à la conscience et l'idée qui domine la psychose n'en est pas la génératrice.

Selon cette conception des psychoses à base d'automatisme initial, c'est un cloisonnement des îlots cérébraux par lésions disséminées, un séparatisme fragmentaire de ces territoires isolés de l'ensemble de l'encéphale, la rupture de leurs connexions seule explique la rupture de synthèse mentale.

De Clérambault pose trois lois concernant le substratum histologique des automatismes cérébraux :

1° Loi de hauteur ou profondeur des lésions (les cellules les plus inférieures étant moins fragiles que les supérieures).

2° Loi de l'âge (les cellules supérieures sont les dernières venues dans l'évolution et plus l'organisme est jeune, moins elles sont résistantes).

3° Loi de l'étendue ou massivité des lésions (l'extension simultanée des altérations et sa rapidité de production compromettent les compensations de voisinage et les suppléances possibles). D'où la dépersonnalisation d'autant plus complète, grave et totale, chez les sujets jeunes atteints de démence très précoce.

Mais dans les cas plus tardifs moins profonds et étendus, atteignant des sujets déjà évolués, on comprend les conflits délirants en lesquels se débat la synthèse mentale et ses tronçons plus ou moins fragmentés. Si d'autre part on se rappelle que la démence précoce n'est qu'une pseudo-démence, et qu'on a observé maintes récupérations relatives de cas déclarés incurables, on se prend à penser que tout n'est peut-être pas dit pour la réadaptation et rééducation psychique de certains de ces cas. Des paralytiques gâteux et incohérents font des rémissions soit spontanées, soit provoquées par leucopyrétothérapie ; leurs réadaptations inespérées sont parfois durables et complètes, socialement et familialement ; on comprend alors que nous prenons pour destruction des états que nous ne savons pas réparer et dont nous ne connaissons les lésions causales que très imparfaitement puisqu'elles restent récupérables ou tout au moins suppléables.

Il semble bien, dit Neyrac (p. 42, Rapport au Congrès de Blois, 1927) que M. de Clérambault ait seulement traduit anatomo-physiologiquement la notion psychologique de dissociation de la personnalité en employant les expressions de réseau second, dystonie chronaxique, kinesthésie intraneurale, etc... Or tous ces termes représentent chacun une hypothèse qui n'a pour ainsi dire pas subi le moindre commencement de vérification. « De quel droit, disait déjà P. Janet, employer un langage qui laisse supposer qu'on s'est servi du scalpel et du microscope et qu'on a résolu un problème colossal d'histologie et de physiologie cérébrale ? »

On se répète alors la pensée de Freud :

« Les psychiâtres ont trop tôt désespéré ? »

Dans l'automatisme délirant, il y a, dit Mignard, émancipation des fonctions psychiques inférieures, aboutissant à leur subduction morbide. En d'autres termes, l'auto-conduction normale du moi conscient cessant, les tendances sous-jacentes triomphent ; la subduction remplace l'auto-conduction ; le sous-moi prend la tête : c'est la conception même de Freud sous une autre forme. « Toutes choses se passent, dit aussi de Clérambault, comme si des fuites de courant exaltaient les éléments inférieurs de la sphère mentale au détriment du courant principal, chargé d'alimenter les données supérieures. »

Or, cette façon d'envisager les choses n'est encore qu'une explication verbale par court circuit hypothétique, d'un phénomène admis par les psychanalystes, à savoir une reviviscence des éléments inférieurs de la sphère mentale au détriment des éléments supérieurs submergés par le dynamisme dominant des premiers. De tels phénomènes très discrets et isolés se peuvent manifester chez le normal à l'état épisodique de rêve, d'oubli, de réactions machinales, de lapsus révélateurs, d'impulsions irréfléchies, etc. ; l'esprit humain possède un réglage qui lui permet normalement d'agir automatiquement. L'importance de cet automatisme normal dans la psychologie courante est capitale et d'ailleurs bien connue.

« A l'état pathologique, l'automatisme normal est susceptible de grandes variations.

Il s'y surajoute quelquefois et s'y intrique un autre automatisme, pathologique, élément fondamental des hallucinations sensitives sensorielles motrices et psychiques.

Cet automatisme pathologique est souvent cryptogénétique. Mais les recherches modernes le montrent de plus en plus souvent symptomatique et il est logique de considérer qu'il a probablement toujours une base organique » (Nayrac, *l. c.*).

L'automatisme peut être favorisé, provoqué même, par certains états organiques ou certaines modifications biologiques des centres nerveux (permanentes ou transitoires). « L'automatisme peut exister, dit Claude, sans qu'on trouve une cause organique provocatrice, l'élément affectif restant au premier plan. » Avec une hauteur de vues vraiment remarquable le maître de la Clinique de Sainte-Anne, au lieu de s'en tenir à une opposition stérile entre organicistes et psychogénistes, a eu le courage d'embrasser dans une large conception tous les mécanismes possibles de nos automatismes normaux et pathologiques.

Entre leurs formes extrêmes s'échelonnent en effet toutes les formes de transition intermédiaires depuis les automatismes physiologiques à base affective (affects coincés de Freud) jusqu'aux déviations à base biochimique (pensées organiques d'Hesnard) et aux états organiques transitoires et fugaces ou permanents et plus ou moins profonds (constitutionnels ou acquis selon la distinction de Lévy Valensi). Le Professeur Claude les comprend tous, et c'est bien là qu'est la vérité complète et entière selon nous ; se rallier à l'un ou l'autre des camps en lutte, c'est ne voir qu'un côté du problème qui a plusieurs faces certes, mais qui doit être envisagé sous ces deux acceptions également vraies selon les cas (compris les cas mixtes et toutes les formes intermédiaires).

S'appuyant sur les travaux de Head, de L. R. Muller, de Kuppers, etc., Guiraud localise dans le thalamus le lieu où les sensations reçoivent leur tonalité, leurs colorations affectives et où se forment les sensations de douleurs corporelles et de plaisir.

Kretschmer, dans son manuel de psychologie médicale, accorde grande importance à ces théories.

Donc l'affectivité élémentaire comporterait des caractères suffisants de localisation pour qu'on puisse lui appliquer l'hypothèse d'une excitation pathologique dystonique.

« C'est, dit Guiraud en somme, légèrement com-
« plétée la conception de la folie, pensée organique
« de Hesnard. »

« Le thème délirant est bien la résultante déformée de la vie intime antérieure du sujet, mais l'émergence de cette vie intime est l'expression, non la cause de la maladie. »

On aboutit à une conception éclectique comportant : 1° le point de vue neurologique pour établir la cause des délires chroniques et des phénomènes de dépersonnalisation.

2° Le point de vue psychologique et même psychanalytique pour expliquer le contenu des délires.

« Le *primum movens*, l'essentiel génétique de la maladie, est une excitation pathologique des centres cénesthésiques et affectifs ; cette atteinte peut résulter d'une fragilité héréditaire, d'intoxications ou de défaillances par suites d'émotion violente ou prolongée, chocs, etc. (Guiraud). »

On voit que le point de vue anatomique n'est pas inconciliable avec le point de vue psychologique.

On concevrait d'ailleurs difficilement une déviation d'un mécanisme, sans substratum modifiant ce mécanisme, même envisagé comme purement psychologique.

Mais qu'entendre sous ce vocable de psychologique. Est-ce la psychée immatérielle, jouant de l'instrumentation cérébrale et nerveuse ? Les perturbations de ce jeu tiennent forcément à un instrument faussé ; dès lors un substratum déterminant s'avère ; on doit pouvoir en un moment donné, avec des méthodes appropriées, en déterminer le siège, si on connaît bien la texture des centres nerveux. C'est ce que fait la psycho-réflexologie objective pour les opérations très simples en attendant mieux.

En tout cas, réservons pour l'instant la question de la nature destructive ou fonctionnelle, passagère ou définitive, du substratum organique des désordres psychiques comme de son étendue et de sa profondeur. Bornons-nous à rechercher comment s'appuyer sur les constats biopsychiques positifs en vue de légitimer les vues de Freud et les contrôler ou rectifier. Les facultés mentales résultent du fonctionnement d'un réseau cellulaire extrêmement complexe et différencié. Plus ces facultés sont développées dans la série comme dans les individus, plus riches et variées sont les zones cérébrales qui en assurent le fonctionnement. Smith, Campbel et Brodman ont ainsi décrit dans la corticalité cérébrale plus de 50 zones architectoniques différentes.

Dès lors ce que nous appelons facultés mentales peut se ramener à un ensemble extraordinairement complexe d'arcs fonctionnels élémentaires reliant ces divers îlots cellulaires entre eux.

Mais les facultés mentales ne peuvent pas y être

étroitement localisées. Elles s'accompagnent du fonctionnement simultané de territoires de l'écorce très nombreux, vraisemblablement même de l'ensemble de toute l'écorce cérébrale et sans doute aussi des centres sous-jacents reliés ensemble. Cela permet d'expliquer les fonctions vicariantes ou de remplacement, de compensations et de suppléances.

Entre hypothèse psychogène et histogène, une discrimination reste donc à faire que ni l'une ni l'autre des deux écoles ne peut faire. — C'est une tierce recherche qui les départagera.

∴

Sikorski a développé la psychologie sous ses aspects objectifs de la mimique, du geste, des expressions et de leurs retentissements affectifs sur les fonctions végétatives, respiratoires, circulatoires, digestives et musculaires. Pawloff, parti des fonctions digestives, en est venu aux constatations des lois si curieuses des réflexes conditionnels et associés ; Bechterew enfin a érigé la réflexologie en moyen général d'exploration objective du psychisme et même de traitement par la réflexothérapie associative.

L'école allemande de Wurtsbourg a fourni un appui à ces recherches en permettant de saisir le mécanisme du jugement dans la pensée sans images et sans expression verbale et en le rattachant au fonctionnement des réflexes cérébraux.

Les écoles viennoise et suisse de Freud et de ses dissidents, parties d'études pathologiques, sont arrivées à des conclusions analogues pour les rêves et les jeux de l'imagination.

Toutes ces recherches si diversement engagées concordent cependant et tendent vers le même but, qui est la découverte du mécanisme cérébral de la pensée.

Si l'on réunit ces tendances en un tableau synoptique, dit Kostyleff, on voit qu'elles mènent à l'identification des phénomènes mentaux avec le fonctionnement des réflexes cérébraux.

Depuis longtemps déjà l'opposition qui existait entre les réflexes pris dans le sens étroit du mot et les actes personnels ou volontaires a dû être abandonnée par la psychologie physiologique. Au mot Réflexe du *Dictionnaire des Sciences médicales* de Dechambre, on lit :

« Le système nerveux est le siège de deux ordres de phénomènes : ceux qui dépendent de notre volonté, ce sont les phénomènes volontaires ; ceux qui sont indépendants de cette même volonté ou phénomènes involontaires. Les premiers se produisent par le mécanisme suivant : une impression se fait sur un point quelconque de la périphérie du corps ; cette impression transmise de la périphérie au sensorium, c'est-à-dire au centre cérébral de la perception et des volitions, est perçue, puis réfléchie par les filets centrifuges ou moteurs vers son point de départ et transformée en mouvement ; c'est le mouvement volontaire, l'acte volontaire, lequel est senti, dont l'être a conscience, qui est, en un mot, tributaire de la volonté. Mais cette même impression transmise au centre peut être retournée à son point de départ sans être perçue, sans être sentie et le mouvement qui en résulte s'accomplit alors sans la participation de la volonté ; c'est là le mouvement involontaire et réflexe et l'action physiologique qui préside à ce mouvement est une action réflexe ! Exemples, le clignement automatique des paupières lorsqu'une poussière entre dans l'œil, le mouvement de contraction de la main au contact d'un objet qui pique ou qui brûle. » Voilà ce qu'on enseignait encore en 1876. On désignait en même temps comme siège exclusif des réflexes la moelle et le bulbe.

Cette conception étroite des réflexes a été abandonnée lorsqu'on s'est rendu compte qu'outre ces réactions élémentaires il en existe d'autres qui se produisent d'une manière aussi inéluctable, mais impliquent une participation de la conscience et même du jugement. En France, c'est le professeur Charles Richet qui le premier a signalé ce fait en appelant ces réactions des *réflexes psychiques* (1888). Il a très finement noté que dans certains cas la quantité de l'excitation n'a presque pas d'influence et c'est la qualité qui détermine l'intensité et la forme de la réaction motrice. Ainsi, par exemple, un bruit même très faible, mais signalant l'approche d'un danger (bruissement des feuilles au passage d'une couleuvre), peut provoquer un mouvement de défense, de même qu'un mot ayant un caractère insultant provoque un mouvement d'émotion. Chacun reconnaîtra tout de suite qu'ici la réaction n'est pas en rapport avec le stimulus physique et ne se produit qu'en raison de l'expérience antérieure de l'individu. Et cependant dans un cas, comme dans l'autre, la réponse de l'organisme est également involontaire. On rougit, on pâlit sous l'insulte aussi involontairement qu'on retire la main au contact d'une épingle. Richet a longuement décrit et analysé ces réflexes qui impliquent une participation plus ou moins profonde de la conscience et de la mémoire (1).

D'autre part, la physiologie étendait la localisation des réflexes à la région de l'écorce cérébrale. « Les mouvements que nous appelons réflexes, lit-on chez Morat et Doyon (1902), ne sont pas l'attribut exclusif de la moelle épinière et de son prolongement bulbaire, pendant que les mouvements volontaires seraient celui du cerveau, comme on l'a longtemps admis. Toutes les régions de la substance grise, y compris l'écorce cérébrale, sont aptes à réfléchir automatiquement les excitations. Non seulement le cerveau n'est pas dépourvu de fonction réflexe, mais *les réflexes cérébraux* sont les plus nombreux de tous, à cause du grand nombre des systèmes élémentaires qui entrent dans sa constitution (2). »

Cet élargissement de la notion du réflexe n'a fait que s'accentuer depuis. Le *Traité de Psychologie*, publié par M. G. Dumas (1923), le consacre pleinement. « L'organe dont relèvent les fonctions psychologiques, lisons-nous là sous la plume de MM. G. Dumas et H. Pieron, le cerveau et particulièrement l'écorce des hémisphères s'intègre dans les circuits réflexes et surajoute des voies plus longues aux

(1) Ch. Richet, *Les réflexes psychiques*, Revue philosophique, 1888. Voir aussi « le Cerveau » dans son *Dictionnaire de Physiologie*, 1898.
(2) Morat et Doyon, *Traité de physiologie*, 1902, vol. II.

voies courtes bulbo-médullaires et basilaire, voies plus longues permettant des insertions d'influences multiples et variées, des inter-actions de toutes sortes, des dérivations nombreuses. Il ne nous est pas possible, à l'heure actuelle, de suivre dans leurs détours les circuits corticaux, comme nous arrivons à le faire pour les circuits médullaires des réflexes élémentaires ; mais cela tient seulement à un degré plus grand de complexité. Les circuits cérébraux ne sont pas nécessaires pour l'exécution de la plupart des réactions... mais tous les phénomènes associatifs, *toutes les évocations d'images et d'idées peuvent être conçus comme des réflexes* et être intégrés dans les circuits supérieurs qui assurent la direction et la coordination des réflexes... Ainsi la psychologie peut-elle être conçue comme une psycho-réflexologie (1).

Quel chemin parcouru depuis un demi-siècle ! On dirait que la psychologie physiologique a déjà réalisé, d'elle-même, le rattachement des phénomènes mentaux aux réflexes cérébraux et que la réflexologie n'a rien à y ajouter. C. Richet, constatant que dans les réflexes psychiques se manifeste toute l'expérience antérieure de l'individu, conclut aussi à l'emmagasinement de celle-ci dans le cerveau : « On peut, pour se rendre compte de cette fonction essentielle de l'organe cérébral, trouver d'excellentes comparaisons et des analogies ingénieuses ; la meilleure est la comparaison avec la photographie. Une impression lumineuse, lorsqu'elle touche des sels d'argent, y laisse une trace indélébile, bien qu'elle

(1) G. Dumas, *Traité de psychologie*, vol. I, p. 271-272.

ne soit appréciable à l'œil qu'après une autre réaction chimique révélatrice ; de même l'excitation sensible va provoquer une réaction chimique qui modifiera la cellule d'une manière en apparence imperceptible, mais suffisante pour se manifester, lorsqu'une nouvelle action révélatrice va frapper cette cellule. Ainsi dans nos cellules cérébrales s'accumulent les impressions du passé comme des clichés photographiques superposés, rangés en bon ordre et prêts à se développer quand ils seront évoqués par une excitation nouvelle. Alors ces clichés anciens qui sont les souvenirs et les images reparaissent et modifient la réponse à l'excitation périphérique (1). » L'hypothèse des empreintes cérébrales ne s'est pas confirmée et, du reste, aurait été insuffisante pour expliquer la multiplicité des phénomènes mentaux chez un homme cultivé et c'est devant cette difficulté que la psychologie physiologique est revenue en arrière pour prendre l'attitude de renoncement qui se fait jour dans le Traité précité. Elle se contente de rattacher ces derniers en bloc à certaines régions du cerveau appelées « centres d'images » en opposition à celles où elle localise les perceptions. C'est ici que la réflexologie s'en sépare nettement pour prendre l'avance capitale qui constitue toute la nouveauté de son enseignement.

La réflexologie a obtenu ce résultat par un procédé que Kostyleff fut le premier à recommander dans son *Mécanisme cérébral de la Pensée* : par le rap-

(1) Ch. Richet, *Dictionnaire de physiologie*, 1898, « Le Cerveau », pp. 48-57.

prochement de la physiologie des sensations avec l'analyse introspective des états mentaux. La physiologie tend de plus en plus à démontrer que dans les perceptions visuelles les phénomènes de conscience ne se rattachent ni à l'empreinte rétinienne ni aux réflexes de convergence et de direction qui sont des processus purement oculaires, mais au réflexe cérébral qui est modifié par ces derniers ; la physiologie du sens auditif accuse une tendance tout à fait analogue en substituant à la théorie de la résonance l'hypothèse d'un processus réactif dans les milieux auriculaires aboutissant à un réflexe cérébral. On doit rapprocher ces faits de l'analyse des états mentaux qui montre que ceux-ci — soit images mentales, soit états de conscience sans représentations — sont essentiellement fragmentaires et présentent, en dernière analyse, des groupements de réactions ; les données propres de la conscience — dans la perception, comme aussi, plus tard, dans l'évocation mnésique — ne se rattachent qu'aux réactions cérébrales, n'acquièrent leur valeur subjective que dans la phase cérébrale des réflexes (1).

Pour les perceptions visuelles on s'est beaucoup servi des observations sur les aveugles-nés après l'opération de la cataracte.

Les opérés distinguent bien un rond d'un carré, mais ils sont incapables de définir la différence ni en paroles, ni avec les mains. Kirschberg avait essayé de présenter à un opéré un couteau de table, une

(1) N. Kostyleff, *Le mécanisme cérébral de la pensée.* Paris, Alcan, 1914, p. 26.

fourchette et une cuiller. Celui-ci les examina attentivement et indiqua exactement les couleurs, mais ne sut pas décrire la forme et ne put non plus reconnaître leur signification, malgré le fait qu'il était habitué à s'en servir au toucher. Il en est de même pour les grandeurs. Dans les expériences d'Uhthoff il est absolument impossible à l'opéré, lorsqu'on lui présente plusieurs objets, de juger d'après la vue lequel est le plus grand et lequel est le plus petit, ni de montrer avec les mains quelle en est approximativement la grandeur. Ce n'est que huit jours après que commence la synthèse d'appréciation des réflexes associatifs conjugués par expériences simultanées et répétées. Une excitation partielle suffit alors à évoquer l'appréciation synthétique globale ; comme dit F. de Curel par la bouche du Dr Tubal, pour comprendre le fonctionnement d'une montre, il ne suffit pas de lui regarder marquer l'heure ; de même pour comprendre le fonctionnement du cerveau, il faut scruter le fonctionnement de ses minuscules organes, établir en quelque sorte le jeu de ses rouages.

« L'âme déchirée laisse entrevoir ces profonds mécanismes ; si on les remet en place, on a la joie d'en saisir l'aplomb, en cas d'échec on a la consolation d'avoir entrevu comment ils fonctionnent » (*L'orage mystique*).

De même le psychologue objectif dissèque en quelque sorte les éléments composants du complexe psychique. Déjà Ribot avait magistralement éclairé le mécanisme cérébral en s'appuyant sur les acquisitions de la psychopathologie des principales facultés (attention, mémoire, volonté, personnalité).

La psycho-physiologie analysant l'édification lente des mutuels contrôles sensitivo-sensoriels et moteurs a en quelque sorte percé à jour la structure de nos idées générales.

Ce que la réflexologie apporte à son tour dans cette voie et les conclusions auxquelles elle est arrivée concernant le mécanisme de la mémoire, de l'imagination, de la personnalité, de l'inconscient et tous les problèmes connexes à ceux-ci, constitue un apport nouveau à l'étude de la vie mentale. La nouveauté est loin d'être uniquement dans les termes dont elle s'est servie ; ce n'est qu'une psycho-physiologie poussée plus loin dans la voie de ses prémisses de même que la psychologie physiologique était une réflexologie incomplète, mais le complément réalisé aujourd'hui a pour l'étude des phénomènes mentaux une importance capitale. Il constitue une avance énorme sur le « behaviorism » américain, il met fin aux incertitudes et exagérations actuelles de la « psycho-analyse » et permet d'obtenir sur d'autres points des résultats pratiques du plus grand intérêt.

On a objecté à la psychologie objective qu'elle ne saurait s'étendre aux phénomènes supérieurs de la vie mentale subjective que l'introspection révèle.

Bechterew, élargissant la notion de réflexe, a démontré l'identité de nature des réactions neuro-psychiques correspondant aux données subjectives fournies par introspection.

Mouvements instinctifs, états affectifs et de concentration, réactions symboliques et actes personnels, tout se peut résoudre en fonctionnement de réflexes complexes y compris les appréciations de temps, d'espace, d'analyse et de synthèse.

Pour le jugement s'ajoute un coefficient de complexus personnel, et Bechterew le reconnaît formellement : « Le jugement, dit-il, est une forme d'asso-« ciation, mais qui a ceci de particulier qu'elle est « *dirigée* ».

Prenons à titre d'exemple la comparaison de deux objets entre eux. Ici la concentration nerveuse se fixe tantôt sur l'un, tantôt sur l'autre, s'ils diffèrent en quelque chose, l'impulsion différencielle se transmet à la réaction verbale correspondante.

Si les objets se ressemblent beaucoup ou au contraire sont tout à fait dissemblables, la concentration visuelle passe d'un détail à l'autre et la réaction verbale tarde. On dit alors que le jugement nécessite *réflexion.*

Lorsqu'il s'agit non de deux objets, mais de deux souvenirs, le processus de comparaison est le même, avec cette différence seulement que la concentration reste intérieure.

La comparaison peut se faire enfin entre impression nouvelle et traces laissées par des impressions antérieures. Par exemple le souvenir d'une brebis bêlante. Si on entend un bêlement sans voir l'animal, le bruit éveille revivescence de traces antérieures et selon le degré de similitude aboutira à la réaction verbale affirmative ou négative.

La preuve est faite, semble-t-il, des concordances entre fonctionnement du mécanisme cérébral et phénomènes psychiques fournis par l'introspection, « ceux qui semblent de loin les plus hétérogènes comme par exemple les images mentales et les phénomènes insaisissables comme les états de conscience sans expression verbale, ont cédé devant l'analyse et dans leur transformation ont accusé des traits qui les rattachent directement au mécanisme des réflexes cérébraux » (Kostyleff, p. 302).

Les contributions pour la plupart involontaires (et dirions-nous inconscientes dans leur convergence) que l'on relève chez nombre de chercheurs, dans le domaine de la physiologie des sensations, dans l'analyse des états mentaux, dans les expériences par le procédé de questionnement, comme les travaux des psychanalystes joints aux enquêtes sur l'imagination et la composition poétique ou littéraire (telles que celle de Kostyleff lui-même), tout semble concorder pour justifier le point de vue objectif des réflexologistes.

Les évocations mentales qui semblent se projeter sur l'écran mystérieux de la conscience ne présentent que processus moteurs dans les voies nerveuses du cerveau.

Aussi Le Dantec signalait-il naguère que la difficulté d'étudier les phénomènes psychiques vient de ce que ces phénomènes échappant au contrôle des sens, il faut trouver un moyen de les désocculter en les objectivant à la mesure de notre investigation sensitivo-sensorielle.

Les entités métaphysiques doivent être remplacées par des notions objectives précises.

Le mécanisme des réflexes cérébraux remplacera la notion d'esprit, leur complexus central, celle du moi.

L'inconscient se réduira aux réflexes dont les voies sont tracées dans le système nerveux du cerveau, mais dont la reproduction ne dépend pas du complexus central neuropsychique de l'individu. Dans ces conditions le déterminisme des réactions involontaires ou automatiques réflexes et inconscientes sera contrôlable par la psycho-réflexologie. Le bien-fondé des conceptions psychanalytiques pourra ainsi être établi ou infirmé.

Par recoupements avec des conceptions scientifiques très diverses nous avons vu que le symbolisme, selon Ferrero, est effectivement soumis à des lois générales communes à tous les temps et à tous les milieux de l'homme primitif à l'enfant, du sauvage au civilisé. La philosophie positive et les conceptions scientifiques depuis Meynert et Flechsig jusqu'à Magnan V. Monakow et Broadman admettent des stratifications cérébro-spinales successives. Elles reflètent les couches d'acquisitions superposées qui constituent l'ensemble de nos réflexes cérébro-psychiques.

Sur ces points, le Freudisme a de qui tenir.

Ses conceptions vont de pair avec l'anatomie cérébrale des localisations (Lokalisierende Gehirnanatomie). Il situe le conscient dans la substance corticale (substance grise), couche enveloppante de l'organe central. Le conscient n'est pas la seule particularité qu'il attribue au processus de ce système. Se basant sur l'expérience psychanalytique, il suppose que tout processus d'excitations laisse dans les autres systèmes des traces durables, fondement de mémoire, reste de souvenirs qui n'ont rien à voir avec le conscient.

De telles traces d'excitations durables se produisent également dans le système Bewusstsein (conscient), mais pour ne pas restreindre l'aptitude du système à enregistrer des excitations nouvelles, ces traces ont tendance à passer dans l'inconscient, le fait de devenir conscient et celui de laisser une trace de mémoire seraient incompatibles dans le même système. Quand le processus d'excitation devient conscient, dit Freud, il ne laisse pas de traces durables. Toutes les traces du processus sur lesquelles le souvenir s'appuye se réaliseraient à la suite de la propagation sur les systèmes inférieurs sous-jacents. Sans irradiation en profondeur, le conscient se produit à la place des traces du souvenir.

Le système Bw. serait donc caractérisé par la particularité que le processus d'excitation n'y laisse pas, comme dans tous les autres systèmes psychiques, une modification durable, mais s'évanouit en devenant conscient, exige une explication par un élément, qui entre exclusivement en ligne de compte pour ce système, et cet élément faisant défaut chez les autres systèmes pourrait être la position du système Bw., en contact immédiat avec le monde extérieur. Représentons-nous l'organisme vivant dans sa simplification la plus complète comme une petite cellule indifférenciée d'une substance irritable ; sa surface tournée vers l'extérieur se trouve alors elle-même différenciée par sa position et sert alors comme organe, apte à enregistrer des excitations.

L'embryologie en tant que répétition de l'évolution historique montre que le système nerveux central provient de l'ectoderme et la substance grise rejeton de la surface primitive pourrait être chargée de propriétés essentielles par hérédité.

On pourrait admettre que par choc continuel d'irritations extérieures, sa substance se trouverait définitivement modifiée jusqu'à une certaine profondeur, de sorte que son processus d'excitation se poursuit autrement que dans des couches plus profondes et devient comme une zone d'amortissement protectrice. La défense par rapport aux excitations devient ainsi pour l'organisme vivant presque plus importante que l'enregistrement des excitations. « Elle est pourvue d'une propre provision d'énergie « et tend surtout à protéger les formes particulières de « transformation d'énergie qui jouent en elle, de « l'influence destructive des énergies excessives agis- « sant du dehors. L'enregistrement des excitations « sert surtout à apprendre la direction et la nature « des excitants extérieurs. Il suffit pour cela d'em- « prunter au monde extérieur de petits spécimens et de « les apprécier à petites doses. Chez les organismes su- « périeurs la corticalité de l'ancienne couche qui enre- « gistre les sensations s'est retirée depuis longtemps « dans les profondeurs du corps, mais des parties sont « restées en surface sous l'action immédiate des excita- « tions générales. Ce sont les organes sensoriels qui con- « tiennent des mécanismes pour l'enregistrement de « sensations spécifiques ; de plus ces mécanismes parti- « culiers constituent une défense contre des excitations « excessives et permettent l'éloignement d'excitations « inappropriées. Ils n'assimilent que des quantités très « limitées d'excitations extérieures, comme des an- « tennes qui tâtent le monde extérieur et s'en retirent.

« Il y a ainsi une défense contre l'excitation du « dehors, par laquelle les quantités d'excitations « affluentes n'agissent qu'à une mesure restreinte. « En revanche vers le dedans la défense d'excitation « excessive est impossible ; les excitations des couches « profondes se transmettent directement au système, « certains caractères de leur déroulement provoquant « la série des sensations de plaisirs et de déplaisir. « Ces excitations venant de l'intérieur seront quant à « leur intensité et à d'autres caractères qualificatifs « plus adaptées à la manière de travail du système « que les excitations arrivant du dehors.

« La névrose traumatique habituelle résulte d'une « rupture de la défense contre les excitations successives. L'ancienne théorie du choc serait ainsi réhabilitée, par opposition à celle qui attribue la signification étiologique, non pas à l'effet mécanique du « choc, mais à la peur et à l'instinct de conservation. « Ces contrastes ne sont cependant pas inconciliables. « De même les rêves des névrosés par accident ne peuvent être envisagés du seul point de vue de la « réalisation du désir, ni les rêves qui se présentent au « cours de l'analyse, rapportant le souvenir de traumatismes psychiques de l'enfance. Ils obéissent « plutôt à l'obsession de la répétition qui est toutefois « soutenue dans l'analyse par le désir, favorisé par « la suggestion, de ressusciter ce qui était oublié : « De pareils rêves, obéissant à l'obsession de la répétition dans l'intérêt de la fixation psychique d'impressions traumatiques, ne sont-ils pas possibles « même en dehors de l'analyse ? Il faut répondre par « l'affirmative, conclut Freud (*Jeuseits d. lust princip*).

.˙.

Une synthèse mentale même dans le cerveau traumatisé ou mutilé tend toujours à se reconstituer plus ou moins heureusement ; même fragmentée ou scindée, une mentalité suit la loi générale de concentration quitte à se polariser suivant plusieurs noyaux contradictoires. Même brisée, la synthèse mentale segmentée tend à reformer des tronçons de synthèses partielles. Certaines fragmentations d'ailleurs peuvent n'être que passagères, bien que dues à des altérations histologiques. Si l'analyse psychique décelant les régressions qui en résultent se heurte à un substratum anatomique causal, pourquoi ne pourrait-elle prétendre (avec l'adjonction d'actions thérapeutiques parallèles compensatrices ou réparatrices des lésions organiques) opérer des rectifications et rééducations curatives ? Un tabétique traité peut récupérer l'usage de ses jambes et réapprendre à marcher malgré la sclérose de ses colonnes motrices. Un paralytique général malarisé peut renaître à des adaptations sociales et familiales après avoir offert tous les signes d'un état démentiel organique.

Des vésaniques chroniques après de nombreuses années d'inertie et d'*asylum dementia* ont pu renaître à une vie plus normale par les réadaptations de l'assistance familiale.

Dans un cerveau lésé la psychothérapie ne saurait perdre tous ses droits, il y a donc en de tel cas place pour certaines formes d'une psychanalyse d'exploration et de rééducation dont les formules restent à établir en concordance avec les thérapies physiques et médicamenteuses.

En l'état actuel du Freudisme il existe des cas de « complexes » même à base d'associations organo-psychiques qui peuvent encore tirer profit des applications de la méthode psychanalytique. C'est une question de degrés et on n'a pas le droit de nier *à priori* toute action thérapeutique utile aux cas mixtes de névrose associée à des altérations des centres nerveux ; tout malade qui change de camp, dit Nayrac, voit s'ouvrir devant lui le champ des espoirs thérapeutiques. Dans un cas de confusion mentale due à une méningite tuberculeuse, j'ai avec le Dr Poincloux pratiqué une série de ponctions lombaires ramenant à chaque fois avec la rectification de la tension céphalo-rachidienne, une mentalité normale transitoire. Claude et Heuyer ont publié récemment des cas semblables, où une ponction préalable modifia la pression intra-cranienne et suspendit des troubles d'automatisme mental à substratum organique. Tel cas peut donc changer de camp et redevenir susceptible de psychanalyses rectificatives complémentaires.

Freud reste un avant-coureur audacieux attaquant de front les difficultés neuro-psychiatriques avec un louable espoir de porter secours à des affections jusqu'ici hors de la portée efficace des thérapeutes.

Oswald subdivise, dit Claparède, les savants en deux groupes, les « romantiques » qui sont les découvreurs, caractérisés par une production prompte et abondante d'idées, passant continuellement d'un problème à un autre et allant toujours de l'avant, et les « classiques », dont l'aptitude consiste surtout à produire des œuvres de longue haleine et logiquement enchaînées. Freud appartient assurément au type romantique, à d'autres incombe la tâche de reprendre ses théories pour les rattacher à ce que nous enseignent les sciences biologiques et physiologiques, pour former un vaste système dont la perfection logique soit inattaquable.

CHAPITRE III

DE L'INCONSCIENT AU CONSCIENT PAR LE SUBCONSCIENT

Il a été souvent question d'inconscient et de subconscient dans les chapitres qui précèdent. Peut-être aurions-nous dû définir ces termes. L'étude à laquelle nous allons les soumettre prouvera que nous avions quelque raison de n'en rien faire : il fallait nous tenir sur le terrain de la psychologie normale et pathologique et parler le langage généralement employé pour exposer le freudisme de façon intelligible. Examinons maintenant les valeurs que nous avons échangées et voyons si notre monnaie est de bon aloi.

La conscience est une connaissance de soi-même, disent les philosophes. Mais qu'est-ce que le Moi, la Personnalité, et qu'est-ce que la connaissance ? Sans prétendre que toutes les définitions qu'on en donne reposent sur des pétitions de principes, voyons à quelles obscurités et contradictions la psychologie subjective et intuitive s'expose à vouloir adopter la notion du subconscient, sans modifier son point de départ.

S'il y a des objections à faire valoir contre Freud, il est juste d'écarter en revanche certains reproches que nous croyons mal fondés.

C'est ainsi, on l'a vu, que de multiples arguments sont invocables à l'appui de sa conception de forces psychiques multiples en conflit et débordant de l'inconscient sur le conscient. L'unité de la personnalité et du moi individuel, son opposition au monde des instincts physiologiques sont hypothèses surannées qu'il importe d'envisager.

C'est une question préalable capitale pour la juste appréciation de ce qu'il y a de fondé dans les vues de Freud.

Des *réflexes* spinaux et instinctifs à l'idéation supérieure la plus délicate, à la *réflexion* la plus raisonnée et la mieux *réfléchie*, il y a de multiples transitions comme de l'amphioxus sans renflement encéphalique jusqu'aux vertébrés pourvus des vésicules cérébrales les plus complexes (y compris l'homme et sa mentalité transcendante). Cette dernière n'exclut nullement les formes d'arcs réflexes les plus simples et n'est pas de nature essentiellement différente en dépit de sa complexité.

L'intelligence, dit Bergson, s'est constituée par progrès ininterrompu le long d'une ligne qui monte à travers la série des vertébrés jusqu'à l'homme.

« Elle montre dans la faculté de comprendre une annexe de celle d'agir, une adaptation de plus en plus précise, complexe et souple de la conscience des êtres vivants...

La pensée n'est qu'une émanation ou un aspect de la vie... qui dira si ce sont les cellules qui s'associent à l'organisme ou si c'est l'organisme qui se dissocie en cellules... où finit et où commence l'individualité... l'être vivant est-il un ou plusieurs ? »

Préparée par les découvertes du XVIe siècle (Harvey et la circulation sanguine en particulier), la conception des actes vitaux comme d'ordre physico-chimique avait amené Descartes à la théorie des Esprits animaux (Elle suppose des particules animées enfermées dans les centres nerveux et s'écoulant sous l'ébranlement des sens le long des nerfs pour actionner des mouvements d'organes).

« L'âme dès lors est étrangère à certains mouvements brusques et irréfléchis de défense, comme elle n'est pour rien dans les mouvements respiratoires ou circulatoires » (Descartes).

En conséquence l'animal qui n'a que des réactions immédiates n'a que réflexes instinctifs d'automate, l'esprit animal seul (anima brutorum de Willis) est en jeu ; c'est la bête-machine dépourvue de pensée, de plaisir et de souffrance, donc sans âme.

Plus tard (XIXe siècle) Magendie, Ch. Bell, M. Hall, démontrèrent les courants, centripète et centrifuge, de l'influx nerveux, avec fibres distinctes ; c'est l'arc réflexe sur qui repose définitivement la théorie de l'automatisme spinal, confirmée par l'histologie des noyaux centraux des colonnes et cellules sensitivo-sensorielles et motrices.

Dès 1851 Flourens étudiant l'instinct résume les opinions de Descartes, Buffon, Réaumur, Condillac, Bonnet et Leroy. Il rappelle encore l'opposition de l'instinct à la raison et à l'intelligence (cartésianistes et mécanistes).

En 1917 Drever a repris cette étude et Mac Dougall admet plus de douze groupes d'instincts :

De fuite, de répulsion, de curiosité, de combat, d'abaissement, d'affirmation, parentaux ou familiaux, sexuels et génitaux, de nutrition, d'acquisition, de construction, grégaire, de détresse ;

Pour Hering, l'instinct, mémoire de l'espèce, est préformé par l'hérédité. Pour Ribot c'est l'habitude ancestrale, qui s'exerce automatiquement hors de la volition de la conscience et du raisonnement.

Pour Lamarck et les néo-Lamarckiens, c'est l'intelligence dégradée, automatisée par l'adaptation lente des espèces au milieu durant les siècles.

Pour Darwin et Weissmann c'est la sélection des réactions de la vie dont les manifestations incohérentes et inutiles ne sauraient être conservées.

Pour Myers l'instinct vu du dedans est intelligence, et l'intelligence vue du dehors n'est qu'instinct. Pour Morgan et Bergson deux activités sont en jeu, intelligence et intuition. En quoi dès lors, l'instinct diffère-t-il de l'inconscient ?

James définit l'instinct, la faculté d'accomplir certains actes en vue de certaines fins, sans prévision de ces fins, sans éducation préalable des actes.

L'instinct se rapproche du désir mais s'en distingue par sa complexité, il suppose coordination de mouvements multiples, en vue d'une fin ignorée. Il se distingue de l'habitude parce qu'inné, il ne s'apprend ni ne s'oublie ; c'est l'habitude ancestrale du poussin qui picore en sortant de l'œuf.

Cuvier et Jussieu déclaraient l'instinct irréfléchi, spécial, spécifique et immuable.

Mais les transformistes nient tous ces caractères à l'instinct, qu'ils considèrent comme inné dans l'individu, comme acquis dans l'espèce et modifiable à la longue, selon le temps et le milieu spatial. Comme l'intelligence, la volonté sort ainsi de l'instinct mais ne le crée pas. L'instinct est antérieur et externe, primitivement, à la conscience, il rentre dans l'inconscient mais il ne le constitue pas tout. Il y a d'autres phénomènes psychologiques non intégrés dans le moi conscient, c'est ainsi qu'aux réflexes automatiques instinctifs il faut ajouter les réflexes acquis les plus complexes que l'habitude fait rentrer dans l'inconscient, il y a enfin tous les sentiments et réactions affectives dus aux attirances ou répulsions fondées sur l'expérience de plaisirs ou douleurs antérieurement éprouvés. Conscience et volonté raisonnée peuvent inhiber, modérer, canaliser ces sentiments, mais ces derniers influencent le moi puissamment. Le conscient, pour échapper à leur emprise, est tenu à une discrimination de tous les instants pour choisir. Les multiples velléités comme des vagues de fond se heurtent à la surface du psychisme. Comme le pilote, les yeux sur la boussole, le moi conscient s'efforce de tenir la barre sur les directions nécessaires, l'aiguille aimantée de l'adaptation morale oscille constamment, reflétant les fluctuations complexes qui s'interposent (écueils à tourner, vents et courants contraires, tentations d'arrêt ou de détours secrètement souhaités, avaries de l'esquif et de ce qui le meut, tous les éléments de comparaison sont ici de mise). On conçoit ainsi la fragilité de la synthèse mentale et l'énergie que doit développer le conscient pour la créer et maintenir. En dehors et parfois contre elle agissent les automatismes de tous genres venus de l'inconscient ancestral (instinct) et de l'inconscient personnel (réflexes neuropsychiques et organiques, émotions, sentiments) et d'une façon générale influences du physique sur le moral et du milieu sur l'individu. Ainsi compris, l'inconscient comporte les sentiments, qu'il englobe, mais s'étend bien au delà.

∴

Des théories cartésiennes à nos jours que reste-t-il et quel chemin parcouru !

Au lieu d'opposer l'intelligence aux instincts, de réduire à l'état de machine l'animalité instinctive, on en arrive à voir dans l'intelligence une superstructure sur la base fondamentale de l'instinct condensant toutes les acquisitions vitales accumulées et toutes les aspirations qui en découlent.

L'instinct devient l'élan vital universel, le levier sinon le point d'appui de l'évolution créatrice.

L'intelligence ne peut rien sans lui, elle n'en est plus que le couronnement, l'apogée, le point culminant.

En fin du XVIIIe et au début du XIXe siècle Falconer, A. Smith, Cabanis, Simon, Guitard, F. S. Martin, H. Liard, Virey Duprilot et Ahbert distinguaient quatre penchants fondamentaux : instincts de conservation, d'imitation, de relation et reproduction.

Il n'y a pas si loin de ces groupes de penchants fondamentaux à la conception freudienne de l'autoérotisme conservateur et de l'hétéro-érotisme de relation en vue des procréations finales.

Le Professeur P. Janet, dès 1886, étudiant la théorie des esprits animaux, ramenait l'attention sur la genèse même des idées cartésiennes concernant les réflexes involontaires et les réactions machinales attribués aux *esprits réfléchis*.

En 1889 Janet reprit l'étude d'ensemble de la question de l'automatisme psychologique. Ce titre même souligne le débordement du psychisme sur le terrain des réflexes automatiques et subconscients.

Dans ses études ultérieures sur les *Névroses hystériques* (1893) et dans *Névroses et idées fixes* (1898), Janet continua les belles recherches d'analyse psychologique dont Freud reconnaît lui-même s'être largement servi comme point de départ de sa psychoanalyse. Janet a le premier transposé hors de la personnalité consciente des hystéries et psychasthénies toute une série de syndromes psychiques non perçus par le moi. C'est ainsi qu'il a démontré que dans certaines anesthésies, les sensations se trouvaient enregistrées en quelque sorte à l'insu de la personnalité consciente du sujet. Comme lui Freud s'efforce d'explorer tout ce domaine des à-côtés du conscient que la pathologie nerveuse et mentale nous ouvre.

Pour lui et son école, c'est l'instinct qui oriente nos goûts, opinions et croyances, imprimant à la personnalité sociale sa marque spécifique, faisant éclore en lui le besoin profond et éternel de l'idéal. « Il féconde l'art, dit Hesnard, préside à la culture morale et donne un but à la vie en la rendant digne d'être vécue. Jamais entièrement satisfait, il vit et fait vivre l'individu de sa tendance permanente à rechercher le plaisir, à fuir la douleur... Resté inassouvi dans des proportions fortement pénibles pour l'individu, il s'épanche sans fin dans le rêve consolateur (que celui-ci se borne à quelques humbles recherches de volupté matérielle ou isolé dans l'autisme, s'épure en aspirations mystiques ou se matérialise magnifiquement en créations esthétiques) ».

L'instinct est comme l'envers de la pensée, il est la base unique de la psychologie conçue objectivement en tant que science biologique.

Il actionne en particulier tout la vie affective dont le rôle apparaît de plus en plus en psychologie — science surtout descriptive dont la première méthode est l'observation de l'existence quotidienne, — comme absolument primordiale ; et le docteur Hesnard conclut avec Freud à la toute-puissance de l'instinct (*La vie et la mort des instincts*).

L'instinct est une force de la nature vivante qui domine et mène l'homme. Il façonne sa pensée, sa vie morale tout entière même, comme il modèle sa structure et sa forme matérielle (Bergson).

L'instinct est peut-être la seule vérité, la seule certitude, tout le reste en dérive, telle est la philosophie de l'instinct. C'est pourquoi A. France estimait que nos lois ne sont que l'administration de nos instincts.

C'est une façon simpliste et intransigeante d'envisager ces problèmes d'une seule pièce que de voir dans la personnalité consciente un tout se suffisant à lui-même et correspondant à un moi un et indivisible.

Pour certains il ne peut y avoir par définition de psychiques que les faits de conscience, tout le reste demeurant physiologique ; ils oublient toute la pathologie mentale dont Ribot a su tirer si victorieusement parti pour la psychologie normale.

Mais, dira-t-on, de quel droit faire si bon marché de la personnalité humaine, de l'âme individuelle et de son libre arbitre qui n'a rien de commun avec le corps et forme un tout bien à part.

« La conception de l'instinct, répond Hesnard, base de la psychologie freudienne, repose sur l'hypothèse très satisfaisante, scientifiquement et objectivement parlant, du mouvement (attractif ou répulsif), participant autant du corps que de l'esprit : matériel et organique par ses manifestations et conséquences, idéal par son but, son origine, son devenir et surtout par ses relations intimes avec les manifestations les plus hautes de la pensée.

« Quelque répugnance que les esprits faussement scientifiques aient pour la conception de l'instinct, fondement de la vie psychique tout entière, ils seront, par les progrès des sciences psychologiques, dans l'obligation de l'accepter un jour. »

En fait, l'unité du moi semble bien n'être qu'illusion ; c'est celle que donne la succession des clichés cinématographiques ; Richet le souligne en rappelant les « moi » successifs en lesquels se fragmente parfois l'individualité et la personnalité.

Des éléments constitutifs de cette apparente unité, chacun est susceptible de la désagréger ou modifier. Ce sont la mémoire, les sens internes, les sens externes et la conscience de l'effort musculaire.

La *mémoire* par les dysmnésies n'entame-t-elle pas profondément la personnalité ? Ne sommes-nous pas différents de nous-même à certaines heures sous l'action de nos émotions, de nos sentiments et de nos passions ? Selon l'*ambiance* les couleurs sous lesquelles apparaît la vie se transfigurent ; la pluie ou le beau temps nous influencent comme les milieux hostiles ou accueillants.

Le caractère ou la volonté peuvent maîtriser la crainte ou la colère, mais il n'y a pas jusqu'au costume qui ne puisse influer sur notre personnalité, et celle de l'acteur varie selon le rôle qu'il joue s'il entre dans la peau de son personnage.

La personnalité se compose donc de moi successifs comme l'espèce est une succession d'individus en chaîne indéfinie comparable aux flots d'un fleuve qui coule sans être jamais le même.

Des entités multiples se débattent dans le champ de la personnalité humaine, personnifiant ses dédoublements et ses luttes intérieures de tendances contraires.

Ce ne sont pas alors des moi multiples dans le temps, des moi successifs, mais des moi parallèles et simultanément confluents.

Bergson a montré excellemment que les moi multiples sont de règle à l'origine du développement psychique de l'homme.

Nous y reviendrons à propos de la fantaisie littéraire.

Ces états psychologiques ne seraient pas des fragments du moi, mais des expressions successives.

Les personnalités secondaires refoulées par la

synthèse mentale dominante du moment ne sont pas anéanties dans l'individu, puisqu'il transmet ces tendances refoulées à ses descendants chez qui elles peuvent reparaître avec action prépondérante.

Cette conception des personnalités secondaires refoulées, nous la retrouvons comme élément fondamental essentiel chez Freud, non plus comme facteur de manifestations psychiques héritées, mais comme facteur du psychisme ultérieur du même individu placé dans des circonstances nouvelles.

Certains enfants développent des facultés intellectuelles remarquables qui ne sont que l'éclosion de désirs refrénés et de rêves plus ou moins nettement formulés par leurs ascendants (1).

Ces faits, d'un passage de tendances instinctives d'une génération à la suivante, se passent dans la vie individuelle quand nous refrénons une idée et la chassons, notre attention étant absorbée ailleurs et n'ayant aucun temps à perdre. Mais si l'attention se détend, l'idée revient à la charge et s'impose. C'est l'inconscient qui recueille et résume dynamiquement ces tendances.

Le subconscient est aussi un effet de l'activité mentale totale ; l'inconscient, lui, porte également la marque de la synthèse en devenir et en remontant l'évolution, on pourrait reconstituer les efforts qui ont présidé à sa formation.

Ainsi, les manifestations de l'inconscient tout en

(1) S. Chandler cite le cas d'Andersen, le génial conteur dont le père dans la misère avait toujours rêvé de composition littéraire.

désignant des aspects différents de notre activité procèdent d'un même centre de jaillissement.

Il n'est pas jusqu'aux fragmentations morbides du moi qui n'obéissent pas à cette orientation générale.

La synthèse psychique est donc un devenir. C'est la résultante d'un long effort d'unification, dans la conflagration continue des tendances contradictoires. Cette concentration volontaire renforce les résultantes d'une majorité de dominantes. Elles édifient une personnalité relativement homogène conforme au tempérament, à la constitution organo-psychique, au milieu physique et moral, familial et social du sujet. Mais à côté et en dehors de ce cercle étroit de concentration se pressent de multiples aspirations plus ou moins obscures, de besoins, de tendances, réprimés et même répréhensibles.

Beaucoup appellent satisfaction, peu sont élus et admis à s'épanouir au foyer du projecteur de la conscience.

A côté de la personnalité première, se constituent des personnalités secondes plus ou moins latentes : c'est ce que les Freudistes appellent les sous-moi, les sur-moi, les sur-ça, etc....

Ces personnalités secondes sont susceptibles de rentrer en scène, si la personnalité première s'efface, s'affaiblit ou s'altère ; cela arrive sous l'influence d'un choc, d'une maladie, d'un toxique, d'un épuisement, d'une fatigue, du sommeil, etc... Même la personnalité dominante peut être absorbée, par une concentration de l'attention qui laisse aux impulsions sous-jacentes le champ libre pour une entrée en scène automatique.

Elles apparaissent, en effet, épisodiquement au cours de tous les états de relâchement de la synthèse (aboulie, distraction, maladie, monoïdisme, passion, intoxications, etc...).

L'automatisme des instincts serait seul primitif comme résultant d'habitudes ancestrales héritées.

A ces automatismes en quelque sorte immédiats et réflexes s'ajoutent les automatismes acquis que l'habitude fait passer dans l'inconscient, mais que la volonté peut en faire ressortir (comme le pianiste qui peut jouer automatiquement ou consciemment). Les automatismes primitifs et instinctifs d'ailleurs se modifient et se précisent en perfections par l'habitude ; certains peuvent même arriver à s'appuyer sur la volonté consciente et raisonnée pour s'affirmer et perfectionner. La conscience, la volonté et la raison se développent d'ailleurs comme épanouissement d'instincts préalables et l'opposition de l'instinct à l'intelligence en ce sens n'a pas raison d'être. L'intelligence unifie et synthétise les instincts dans le sens le plus approprié à l'individu comme à l'espèce — c'est en cela qu'elle répond à l'unité et à la constance du moi — pour ce faire elle doit opérer une sélection de tendance et favoriser certains instincts de préférence à d'autres ; c'est ce qui a donné naissance à l'idée de l'intelligence opposée aux instincts inférieurs.

Entre deux instincts le moi élit le meilleur ou qu'il croit tel ; il écarte et repousse les autres, mais ce refoulement n'anéantit pas leurs actions ; les tendances persistent latentes.

L'automatisme semble parfois encore dédoubler

le moi, dans l'inspiration ; d'autres fois, un automatisme subconscient s'opère, comme chez l'instrumentiste exécutant, qui exprime machinalement un morceau appris avec toutes ces successions complexes de mouvements, de nuances, de tons et d'expressions variées.

L'automatisme alors ne crée pas de synthèse nouvelle, comme dit Pierre Janet, il extériorise des associations mnémoniques de mouvements passés à la mémoire inconsciente, par une longue habitude et des répétitions réitérées.

On peut alors parler de mémoire automatique et inconsciente.

D'autre part on peut trouver dans la sphère affective les racines de maints automatismes.

C'est ainsi qu'on observe des *néoformations affectives* délirantes et tératologiques qu'emprunte la voie des instincts pour se traduire à la conscience mutilée par la maladie (Hesnard). Dans un sens analogue. M. de Clérambaut parle d'idéations délirantes *néoplasiques*, *parasitaires*, à propos d'automatismes idéiques et idéo-verbaux.

*
* *

Les groupements humains ont des dirigeants apparents qui croient donner les directives et réalisent souvent le contraire de ce qu'ils s'étaient proposé de faire.

C'est qu'ils obéissent à des forces invisibles dont ils ne sont pas maîtres et dont ils n'ont pas conscience. Le Dr G. Le Bon, parlant de la psychologie des assemblées révolutionnaires, a montré la constance de ces contradictions.

« Le Directoire, modéré, ne vivant que de coups d'Etats, désirant la paix religieuse, envoyait aux bagnes des milliers de prêtres, s'acculant aux catastrophes économiques alors qu'il voulait réparer les ruines de la Terreur. La Constituante royaliste détruisit la monarchie. La Législative humanitaire laissa agir les septembriseurs ; Pacifiste elle déchaîna des guerres redoutables. La Convention sentimentale et apôtre de la liberté, égalité et fraternité, aboutit au plus complet despotisme.

Croyant agir au nom de la raison pure, ces groupes humains subirent des influences mystiques affectives et collectives incompréhensibles pour eux-mêmes.

C'était le subconscient de la nation qui les menait malgré eux ! »

Dans la psychologie individuelle il se produit un phénomène analogue ; le gouvernement apparent du conscient semble conduire les réactions, mais l'inconscient le frène à son insu et le pousse dans un sens dévié de la route qu'il avait choisie :

« *video meliora*
« *deteriora sequor*,

avouait le poète antique ; on ne fait pas ce qu'on veut, mais ce qu'on peut, c'est-à-dire ce qui est compatible avec les résistances du subconscient ; la censure se trouve ainsi jugulée par l'inconscient et n'exerce sa dictature apparente qu'autant que les tendances instinctives le permettent.

Il n'y a, dit Bergson (p. 147), pas d'intelligence où l'on ne découvre traces d'instincts et pas d'instinct surtout qui ne soit entouré d'une frange d'intelligence.

De ce que l'instinct est toujours plus ou moins intelligent on a conclu que l'intelligence et l'instinct sont choses de même ordre, qu'il n'y a entre eux qu'une différence de complication ou de perfection, surtout si l'un des deux est exprimable en termes de l'autre.

En réalité ils ne s'accompagnent que parce qu'ils se complètent et ne se complètent que parce que différents.

Ce qu'il y a d'instinctif dans l'instinct est de sens opposé à ce qu'il y a d'intelligence dans l'intellect.

Tout instinct concret est mélangé d'intelligence, toute intelligence réelle est pénétrée d'instincts.

Jusqu'à quel point l'instinct peut-il être *conscient* ? Bergson répond qu'il y a ici une multitude de différences et de degrés ; que l'instinct est plus ou moins conscient dans certains cas et inconscient dans d'autres.

« La conscience de l'être vivant est la différence « arithmétique entre l'activité virtuelle et l'activité « réelle. Elle mesure l'écart entre représentation et « action. L'examen de multiples possibilités d'action « comporte une conscience intense. »

L'action réelle uniquement possible comporte l'exécution machinale de l'acte sans délibération longue et avec conscience minima ou nulle (sauf obstacle imprévu appelant décision après nouvel examen).

A ce point de vue l'homme a bénéficié, pour le plein développement de sa conscience, de l'insuffisance même de ses moyens naturels et des conditions variables artificiellement provoquées. C'est là l'origine de la psychologie expérimentale. (Au contraire l'insecte, par exemple, muni d'appareils mécaniques déterminés n'a que l'action machinale correspondante à ses moyens organiques, il est donc fermé à l'intelligence.)

La psychologie comparée suit les variations psychologiques d'homme à homme, de l'animal à l'homme, de l'homme éveillé à l'homme endormi, de l'homme sain à l'homme malade, de l'homme de génie à l'homme aliéné, etc.

Les régions obscures de l'inconscience et de l'automatisme réflexe ou instinctif ayant échappé jusqu'ici à la pénétration des investigations psychologiques et autres étaient considérées comme des faits fortuits sans autre loi que celle du hasard.

C'est une évolution constante dans tous les champs de la connaissance ; notre ignorance attribue d'abord à des entités mystiques les interventions causales de ce qui dépasse notre entendement et reste inexplicable.

Quand ce n'est pas un démon ou un dieu, c'est le hasard ; ce qui revient à dire que nous n'avons pas étudié suffisamment ni compris, sans quoi nous aurions pu abstraire quelque loi de probabilité ou de fréquence dans des conditions données.

C'est comme cela que se désocculte, tout d'abord, l'incompréhensible.

Quoi qu'il en soit, la psychologie en tant que connaissance du monde intérieur, comme dit Pauloff, en est encore à chercher sa méthode. Or il importerait d'étudier les changements qui se produisent dans l'organisme en rapport avec les variations du monde extérieur et d'en déduire les lois générales de ces rapports.

Pour Bechterew la conscience est un produit de l'énergie des centres cérébraux, sous l'action des excitants de l'ambiance.

L'inconscient reste l'ensemble des processus n'ayant pas atteint un degré de tension suffisant pour l'illumination interne subjective des phénomènes.

Ce qui distingue l'acte neuropsychique du réflexe inconscient, c'est que ce dernier présente une réponse mécanique stéréotypée de l'organisme, tandis que l'autre dépend de l'état momentané de l'individu et peut être modifiée par ses facteurs internes.

Un nombre limité de voies nerveuses suffit pour l'établissement d'innombrables réflexes qui n'ont comme les données conscientes qu'une existence potentielle.

Ils n'existent que tant qu'ils s'opèrent et ne laissent après eux que possibilité de reproduction.

Pour Le Dantec, ces résidus de réflexes laissent des modifications moléculaires facilitant la reproduction de vibrations de même rythme ; c'est le fondement de la mémoire, comme de toutes les données de la perception.

L'inconscient réflexe se compose ainsi d'éléments divers :

1° Il y a d'abord, on l'a vu, tout le flot des sensations qui effleurent le conscient sans le pénétrer (à tout instant nous éprouvons des sensations qui n'entrent pas dans la pleine vision de notre mentalité et paraissent non perçues au sens conscient du mot ; cependant ces excitations suscitent des réflexes variés qui impriment dans nos centres réceptifs quelque trace de leur action).

2° Des représentations conscientes devenues inconscientes par automatisme.

La marche, la parole et une foule d'actes complexes nécessitèrent une attention voulue très précise pour assurer les coordinations nécessaires ; ils finissent avec l'habitude par passer à l'état de réflexes auxquels ni l'attention ni la conscience n'ont plus besoin de participer.

Une grande partie des réactions habituelles passe ainsi constamment du conscient à l'automatisme.

3° Des idées et sentiments disparates, souvent contradictoires, naissent des excitations constantes du milieu. Entre elles, nous faisons un choix perpétuel selon nos goûts, nos adaptations, nos expériences antérieures personnelles ou ancestrales (instruction). Nous refoulons alors par inhibition ou répulsion tout ce qui est contraire à la synthèse habituelle, ce refoulement est un combat continu pour résister à l'assaut renouvelé des tendances.

4° Des réflexes, qui jamais ne se sont élevés jusque dans le champ de la conscience, peuplent encore le subconscient.

5° A côté d'eux, de multiples instincts issus d'excitations internes (réflexes ancestraux) viennent enfin compléter la masse d'influences constantes qui nous actionnent plus puissamment souvent que les motifs conscients que nous discernons.

Depuis que Leibniz a introduit la notion de l'infiniment petit dans l'étude de l'âme, la goutte qu'il a laissée tomber a fait tache d'huile. L'inconscient envahit la psychologie, menaçant de déchéance la notion du conscient, et sapant à sa base la psychologie elle-même en tant qu'étude des états de conscience, comme le veulent les partisans de l'introspection. On peut juger de l'étendue de ces prétentions par un résumé de Dwelshauvers (*L'inconscient*, Flammarion 1916) où l'on trouve : 1° l'inconscient psycho-physiologique (le non remarqué d'Helpach) ; 2° l'inconscient automatique (subconscient et automatisme de Pierre Janet, ou mécanisme réflexe psychologique de M. Prince) ; 3° le coconscient (dédoublement de personnalité) ; 4° l'inconscient latent actif (imagination créatrice, télépathie) ; 5° l'inconscient de mémoire (toute sensation ou idée présentes ; tendances, associations d'idées) ; 6° l'inconscient affectif ; 7° l'inconscient héréditaire (4, 5, 6, 7, forment l'inconscient dynamique) ; 8° l'inconscient rationnel ou inconscient dans l'acte de l'esprit.

Il serait facile de critiquer l'empirisme de ces classifications, mais venons en de suite à l'étude de cette notion même. Ainsi, tout participe désormais de l'inconscient et la logique elle-même passe par cette vallée obscure ou du moins noyée de pénombre : « Il est, dit Espinasse, une espèce particulière de raisonnement subconscient qui précède, dans l'ontogénie comme dans la phylogénie, la raison pure et consciente. C'est pour cela que l'empirisme a précédé la constitution de toutes les sciences. Ce raisonnement subconscient est celui des primitifs, c'est celui peut-être de l'animalité dont l'instinct de certains insectes nous montre la sûreté parfois, c'est aussi celui de l'induction géniale avant ses contrôles méthodiques...»

La perspective s'étend à l'infini, comme on voit. Bornons-nous pour l'instant à relever une confusion : la connaissance empirique n'est pas inconsciente. Elle est incomplète, d'abord. Puis elle est moins explicite que la connaissance scientifique, qui est démonstrative, logique, c'est-à-dire verbale, ce qui revient au même, au sens étymologique et au sens psychologique de ces termes (Logos = verbum ; logique = pensée coordonnée et subordonnée par l'extériorisation articulée). A ce propos, signalons encore une équivoque, grain de poussière sur ce miroir de l'*Introduction à la Médecine expérimentale*. Claude Bernard distingue les vérités conscientes des vérités inconscientes, alors qu'il veut évidemment dire : vérités rationnelles et vérités irrationnelles.

C'est l'origine des proverbes qui résument l'expérience collective des foules. Ils se retrouvent dès les époques les plus reculées et partout où il y a des hommes et ils résument des vérités que la science n'a réussi à démontrer qu'après de nombreuses et laborieuses recherches. Elle les méconnaît d'ailleurs encore parfois à tort.

L'homme ne crée pas plus les sciences que ses institutions, ses mœurs et ses usages suivant une idée et un plan préconçus. Il n'a pas conscience claire des résultats définitifs auxquels il aboutira ; comme la nature conserve indéfiniment un organe inutile à la plante ou à l'animal, nous conservons des idées et des sentiments périmés.

Il y a, dit Durkheim, dans la vie mentale des éléments réels et agissants qui ne sont pas des faits purement physiques et qui pourtant ne sont pas connus du sens intime. Ce sont les impondérables de l'interpsychologie inconsciente selon Tardes.

L'importance de cet inconscient est prépondérante pour G. Le Bon, car dans ce terrain se trouvent les racines de nos opinions et de notre conduite... L'inconscient représente un vaste magasin d'états affectifs et intellectuels constituant un capital psychique qui peut s'affaiblir, mais qui ne meurt jamais tout entier... l'intelligence n'est donc pas ainsi qu'on l'a cru longtemps le facteur le plus important de la vie mentale. L'inconscient élabore et les résultats de cette élaboration peuvent arriver tout formés à l'intelligence (G. Le Bon).

Pour Leibniz, la sensation est une synthèse unifiant une multitude d'impressions inconscientes. Pour Lipps l'inconscient est le fond même de toute vie psychique. Il le compare à un grand cercle enfermant le cercle réduit du conscient. L'inconscient d'après Hegel ordonne le monde selon une évolution inconsciente de la nature, aboutissant aux idées rationnelles de l'organisation universelle que la conscience humaine réfléchit. Pour Ribot, l'inconscient accumule les énergies ; il amasse pour que la conscience puisse dépenser. J.-M. Guyot trouve la complexité d'un état de conscience effrayant par le nombre indéterminé de sensations simultanées qu'il suppose. — Les intuitionnistes en font un usage constant pour satisfaire leurs besoins en causes premières, causes finales, leur substantialisme et leur spontanéisme.

On a aussi défini l'inconscience l'ensemble des états de conscience éteints.

L'esprit ne saurait entièrement s'ensevelir en lui-même et de nouvelles combinaisons ne sauraient indéfiniment s'y produire entre éléments mentaux, hors des influences extérieures, dit Granger (*Psychol.*). Sans l'ambiance, le moi s'éteindrait comme la flamme dans le vide.

L'état des organes et les changements produits par les excitations du milieu, l'état des sens externes, fournissent toujours, de temps en temps, de nouveaux points de départ aux processus associatifs.

La méditation (que certains qualifient d'audience donnée à nos pensées) peut restreindre l'action des influences extérieures, mais ne peut l'annuler. La pensée pure n'est que chimère. C'est en cela qu'on peut encore interpréter le *nihil est in intellectu quod non prius fuerit in sensu.*

Pour penser il faut donc éprouver les stimuli de l'ambiance, ce qui n'exclut nullement la participation de la motilité dans ce cycle réflexe de la pensée, puisque penser c'est se retenir d'agir (inhibition motrice).

Si, du moins, nous pouvions suivre le conseil de Voltaire, pour qui définir est faire la moitié du chemin qui nous sépare. Circonscrire un terme, l'empêcher de déborder des barrières du mot, en éliminer les éléments étrangers qui viennent s'y greffer, lui assigner une étendue et une profondeur, bref, en tracer l'extension et la compréhension, voilà la tâche qui s'impose à celui qui veut parler de l'inconscient, notion familière à la psychologie, à la neurologie, et si familière qu'on ne lui demande plus son identité.

Ce ne sont pas les métaphores qui manquent pour désigner l'inconscient et le subconscient : les « franges » de perception, et la région « subliminale » de William James, le Blickfeld comprenant le Blickpunkt des psychologues allemands (le champ visuel avec son point focal), les « marginal objects » et les « focal objects », empruntés par les psychologues anglais à l'optique. On peut en ajouter d'autres encore. On peut comparer rêve et rêverie à un écoulement intérieur des perceptions qui continue en dépit de la fermeture des vannes sensorielles.

Quand les vibrations sensitivo-sensorielles pénètrent nos centres nerveux, elles y suscitent une série de transformations, de dispersions, d'irradiations dites associatives. C'est parce que, de proche en proche, elles aboutissent à des relais, à des groupes de cellules terminales ; là, l'onde nerveuse, de plus en plus ralentie par les résistances et dispersions, épuise finalement son potentiel, elle peut s'immobiliser en se fondant avec les accumulations antérieures analogues. Qu'une excitation nouvelle (directe ou indirecte) survienne ensuite, l'avalanche peut encore glisser plus loin et reprendre sa course en faisant boule de neige jusqu'au choc en retour moteur vis-à-vis de l'extérieur.

Mais ces irradiations et répartitions dans l'organisme cérébral ne sont pas instantanées, elles s'écoulent dans l'espace d'un réseau nerveux extrêmement étendu et complexe et les suites d'un choc nerveux se continuent durant un temps variable selon les individus et selon les moments chez un même individu.

Alors que notre conscient est attentif au courant incessant de nouveaux afflux de sensations, s'achèvent les irradiations et se classent, se clarifient, s'enregistrent, s'additionnent et s'amalgament les résidus de sensations antérieures. Les anciennes se relient aux nouvelles continuellement par ce fait que loin d'être la table rase de Condillac, le moi se continue en un accumulateur de plus en plus chargé d'excitations associées. Durant le sommeil les vibrations lointaines de ces stratifications associatives superposées se continuent, se complètent, s'achèvent. Le moi qui n'est plus distrait par les actions extérieures assisterait plus passif au travail de fixation et aux reviviscences concomitantes de résidus oubliés mais fondamentaux parce que contemporains des stratifications premières.

On a voulu enfin établir une distinction entre l'inconscient biologique et l'inconscient psychologique (Dr G. Papillault, *La Bio-psychanalyse*, Emile Nourry, 1926) ; le premier rentre dans la catégorie des processus héréditaires qui échappent complètement à la conscience et les phénomènes physiologiques qui s'arrêtent à son seuil ; le second est constitué par des processus qui ont été conscients à leur origine et peuvent le redevenir à l'aide de stimulants appropriés. En somme, ce sont les faits de mémoire qui subissent tous à des degrés divers le refoulement comme dit Freud, ou l'oubli actif, selon l'expression de Rivers. Cette distinction ne paraît pas absolue pour son auteur lui-même qui admet que tous deux ont des supports organiques entièrement soudés entre eux. Même tendance moniste chez le Dr Hesnard (*L'Inconscient*, 1923) qui cherche à dissiper la nuée mystique dont on a entouré l'inconscient et son succédané le subconscient, et qui proclame : « L'Inconscient n'est ni la Divinité ni le Mystère ; il n'explique ni la synthèse ni l'élan vital. Il n'est pas non plus une conscience dépravée ou aberrante, ni ce qui est en dehors de la conscience. Il est l'envers du conscient... » Dans la *Revue de psychologie appliquée*, le Dr J. Laumonier se rit des efforts méritoires du Dr Hesnard. Il critique sa définition de l'inconscient : « Tout ce qui dans la vie psychique est ignoré du sujet pensant », et conclut sans ménagement : « La définition d'Hesnard, communément acceptée, revient donc à ceci : tout ce qui n'est pas conscient est inconscient. On s'en doutait un peu. »

Quoi qu'il en soit, la distinction du psychisme en conscient et inconscient est capitale dans le système de Freud. Il en fait, comme il le déclare lui-même, le *shibboleth* de la psychanalyse (*Das Ich und Das Es*, 1923) : la perception actuellement consciente ne l'est plus l'instant d'après. Seulement elle peut le redevenir dans des conditions facilement réalisables. Entre temps, elle était nous ne savons quoi ; nous pouvons dire qu'elle était latente, et pensons par là qu'elle est en tout temps capable de revenir à la conscience. Puis, Freud distingue l'inconscient latent, susceptible de reparaître de lui-même à la conscience, de l'inconscient refoulé qui a besoin d'un traitement spécial pour cela.

Freud refuse de tenir compte de l'objection qui

écarte du domaine psychique tout ce qui n'est pas conscient pour ne pas s'exposer à une logomachie inutile. On ne saurait nier cependant que ce ne soit là un point délicat de la notion dont il fait un usage si fréquent. Ne pas vouloir s'en inquiéter tout en continuant à bâtir là-dessus, c'est s'acculer à un obstacle que Freud résout en établissant des distinctions subtiles et en appelant à la rescousse un moi, un sous-moi subconscient, un soi, un sur-moi, un sur-soi et toutes les sous-personnalités secondaires qu'il croit devoir admettre.

Ce qu'on ne saurait méconnaître, quand on admet les subconscients, c'est que l'affaiblissement des phénomènes nerveux, cérébro-spinaux, qui les place dans un état de sommeil d'où ils seront tirés pour devenir mnésiques, n'est nullement agissant *à priori.* Il ne peut pas l'être, puisqu'on ne peut logiquement supposer qu'un état léthargique puisse s'apparier, se conjuguer avec un autre, et produire ce mariage fécond qu'on appelle l'imagination normale ou morbide. Le subconscient paraît par définition plutôt passif, et l'on ne saurait lui attribuer tant de méfaits qu'il semble impuissant à commettre. Il est permis de penser plutôt que les vibrations des cellules nerveuses ne sont plus suffisantes pour être perçues, et que sans être éteintes, physiologiquement parlant, elles persistent en un état latent que raviveront les circonstances extérieures ou intérieures.

Freud (*Traum.*, p. 599) conclut d'ailleurs : le médecin ne peut que hausser les épaules quand on lui « affirme que le conscient est le caractère indispen-« sable du psychique ».

Tout son respect pour les philosophes l'amènera seulement à admettre qu'ils ne parlent pas de la même chose et que leur science est entièrement différente.

Tant que les psychologues confondront psychique et conscient, le terme de processus psychiques inconscients reste un non-sens.

Or le psychique s'étend bien au delà du concept de conscient, comme la force d'attractions d'un astre dépasse de beaucoup sa sphère lumineuse. L'inconscient ancestral sera alors comme la lumière de ces étoiles dont le foyer est éteint et qui continue à nous parvenir à cause de la distance énorme et en dépit de la vitesse fabuleuse des ondulations de l'éther.

Reconnaissons que la « catharsis » paraît avoir au moins un effet physiologique, causé par l'écoulement du flux nerveux qui se mue en paroles. La logorrhée amorcée par le questionnaire psychanalyste, consistant en dialogue, puis en monologue, forme déjà l'essentiel d'un traitement de détente. La catharsis envisagerait toute psychose comme une poche purulente à laquelle il faut appliquer le bistouri et mettre un drain pour empêcher qu'elle ne se referme trop tôt. C'est une façon de chirurgie mentale, défendable même si on lui dénie l'action rectificatrice et curative que lui attribue Freud. C'est au moins l'action sédative de toute confession religieuse, mais les religions n'accordent efficacité aux confessions que si elles sont complètes, sincères et accompagnées de réels regrets, ainsi que de l'intention formelle de ne point retomber dans les péchés avoués.

Nous retrouvons tout cela dans la psychanalyse freudienne ; pour bien démasquer le complexe, elle doit le mettre à nu au grand jour de la conscience du sujet pour le faire comparaître devant la censure.

Ainsi naît la compréhension complète de la faute et de l'erreur et partant les regrets avec possibilité de n'y plus retomber. C'est la récupération d'une synthèse mentale normale par discrimination et réduction des tendances erronées ; c'est l'orthopédie psychique finale dans le sens d'une élévation morale ; la faute pardonnée y sert de point d'appui à la sublimation souhaitée et prescrite.

De l'inconscient angoissé le psychanalyste, comme le confesseur, ramène le complexe au foyer de la conscience par le préconscient et la censure intermédiaire ; de cette confrontation doit résulter la détente et le relèvement moral, puis la restauration d'une unité psychique durable.

La confession médicale freudienne s'apparente ainsi aux pratiques religieuses les plus anciennes et les plus justifiées d'ailleurs ; elle ne perd rien de sa valeur, au contraire, elle peut la fortifier même sans que son originalité réelle soit compromise.

La confession médicale, comme la confession religieuse, n'en reste pas moins délicate à manier, dangereuse même en certaines mains incapables de discerner les *noli me tangere* et les abstentions nécessaires parfois (*quieta non movere*). En ce sens la psychanalyse est une arme à double tranchant ; elle peut être ce qu'il y a de meilleur ou elle peut devenir ce qu'il y a de pire si elle est confiée à des personnes non qualifiées.

CHAPITRE IV

L'INFLUENCE DU FREUDISME SUR LA LITTÉRATURE ET L'ART

La Psychanalyse littéraire.

La littérature française semblait, par tradition, bien préparée à recevoir le Freudisme. Le courant analytique s'y rencontre plus souvent et avec plus de persistance que le goût constructif, chez les auteurs classiques, du moins. Tout le théâtre et le roman du XVIIe siècle sont analytiques et se complaisent dans la dissection, le classement, la rétrospection et l'introspection : « Rentre en toi-même, Octave... »

Cependant, ce travail de division et de reconnaissance reste confiné dans les régions supérieures de la personne humaine ; les littérateurs prennent pour guide la raison, qui confère à l'homme sa suprématie et le différencie du monde animal. La vie affective qu'ils explorent semble bien séparée du monde rationnel, bien qu'habitant la même demeure. Mais la raison en est propriétaire, tandis que le sentiment n'est que locataire.

Jean de Lassus, dans la *Grande Revue* de janvier

1927, a esquissé une étude sur « l'inquiétude freudienne dans le roman et le drame français contemporain ». Cette inquiétude concerne les ressorts cachés et secrets de notre personnalité sexuelle et affective sur lesquels Freud a si justement attiré l'attention. L'auteur commence par un rapide rappel des Préfreudiens, pourrait-on dire, parmi lesquels Diderot, Rousseau, Chateaubriand (René), G. de Nerval, et tant de romantiques, Sainte-Beuve, Dujardin, etc. L'auteur arrive à Léon Daudet qu'il qualifie de prefreudien, bien que anti-freudien, Pierre Louys, André Gide, Rémy de Gourmont et Marcel Proust, ce dernier véritable Freudien avant la lettre « qui semble avoir tout deviné, tout pressenti d'un domaine où nos contemporains, ses disciples, se sont résolument engagés dans l'exploration de l'inconscient ». Benda, Drieu la Rochelle, Colette, Giraudoux, Romain Rolland, Estaunié et Boylesve font partie de la nouvelle phalange. A celle-ci se rattachent encore : Jules Romain, Ch. Baudoin, Georges Duhamel, Mauroy ; au Théâtre, Lenormand, Pirandello, Bernstein, J.-J. Bernard, J.-V. Pellerin, A. Savoir et de Curel forment le pendant des littérateurs précités avec Bancel, Bourdet, Nozière et Donnay parmi les principaux. Au delà, se situent les francs-tireurs du dadaïsme et du surréalisme dont les outrances surenchérissent et empruntent largement aux plus extrêmes audaces du Freudisme. Au XIXe siècle, renouant le fil interrompu du roman d'analyse, Paul Bourget, disciple de Taine et familier des études médicales, ranima le roman psychologique, mais s'en tint cependant aux régions éclairées de la conscience, dont le travail s'exécute en pleine lumière crue des lampes à arcs, bien qu'il n'ignore pas que la fine mécanique mentale soit mue par les explosions d'un moteur situé au sous-sol : « Notre âme, dit Paul Bourget (*Némésis*, 1918), ressemble à ces archipels où des îlots émergent à la surface des vagues, sommets visibles d'invisibles soubassements de tout un relief sous-marin qui seul expliquerait ces rochers, ces terres, leur distribution, la nature de leur sol. Nos peines, nos sentiments, nos volontés reposent de même sur toute une *substructure psychique*, dont les assises nous restent cachées à nous et aux autres. »

Les littérateurs, comme les penseurs, ont en réalité toujours évoqué ces stratifications profondes qui forment les fondations premières de nos mentalités, fondations où toutes les possibilités se retrouvent, les pires comme les meilleures. C'est l'origine du dualisme mystique de tant de religions pour qui la vie et le monde ne sont qu'aspects de la lutte entre les forces du bien et du mal. Nous sommes, à en croire Huysmans, les victimes de ces terribles pensées qui se faufilent chez les meilleurs ! Elles font qu'un fils adorant ses parents n'aspire certes pas à être privé d'eux, mais songe sans le vouloir, avec une certaine complaisance, à l'instant de leur mort.

« Si ferme, si vaillant qu'il soit, nul n'échappe à ces mystérieuses velléités qui cernent de loin le désir, le couvent, l'élèvent, le cachent dans les latrines les plus dissimulées de l'âme. Et ces impulsions irraisonnées, morbides, sourdes, ces simulacres de tentation, ces suggestions *diaboliques*, pour parler comme les croyants, naissent surtout chez les malheureux dont la vie est dématée ; car c'est le propre de l'angoisse que de s'acharner sur les âmes élevées qu'elle abat en leur insinuant des germes de pensées infâmes » (Huysmans, *En route*).

« L'artiste donne sa propre vie à toutes ses créations », dit Anatole France, par la bouche de Sylvestre Bonnard. C'est là une fatalité du déterminisme égocentrique littéraire (1).

Les groupements humains brassent socialement les individualités qui les composent, utilisant certaines, sacrifiant le plus grand nombre, dans le creuset de la vie collective, brisant au besoin celles qu'elle a suscitées un moment, comme dirigeants apparents.

(1) Les artistes, dit Hesnard, ont toujours considéré la vie des instincts comme digne d'être analysée et exprimée. Que serait une poésie, une littérature, un théâtre, une peinture, une musique qui s'abstiendrait d'exprimer les grands sentiments humains tels qu'ils jaillissent des conflits de l'Instinct ? Un art sans vie, c'est-à-dire presque un néant psychique, une pure forme. Malgré tout l'art s'est à peu près exclusivement donné comme modèles ou mobiles d'inspiration les mouvements conscients de l'âme, ou du moins, les agitations de la sensibilité humaine assez significatives et générales pour être traitées universellement et en pleine lumière de la pensée sociale : Tels ces courants de surface de la conscience affective que sont les passions.

Freud reconnaît que les jeux de l'imagination ne consistent pas seulement dans le développement isolé des complexes psychiques qui relèvent de l'expérience personnelle ou de la faculté d'observer, mais encore dans l'interaction des unes avec les autres sous forme d'un développement du complexe fourni par l'observation sur le modèle de l'expérience personnelle.

Il le voit dans le cas du roman psychologique où la donnée est fournie par l'expérience externe et la solution de certains conflits se fait d'après l'expérience personnelle de l'auteur.

C'est la loi de Jacoby (1). L'adaptation psychologique individuelle aux milieux et aux circonstances sacrifie de même les personnalités latentes qui ne répondent pas aux possibilités du moment.

« Chacun de nous, dit Bergson, en jetant un coup d'œil rétrospectif sur son histoire, constatera que sa personnalité d'enfant quoique individuelle réunissait en elle des personnes diverses qui pouvaient rester fondues ensemble parce qu'elles étaient à l'état naissant. Cette indécision pleine de promesse est même un des plus grands charmes de l'enfance. Mais les personnalités qui s'entrepénètrent deviennent incompatibles en grandissant et comme chacun de nous ne vit qu'une seule vie, force lui est de faire un choix. Nous choisissons en réalité sans cesse, et sans cesse aussi nous abandonnons quelque chose. La route que nous parcourons dans le temps est jonchée de débris de tout ce que nous commencions d'être, de tout ce que nous aurions pu devenir. Mais la nature qui dispose d'un nombre incalculable de vies n'est point astreinte à pareils sacrifices. Elle crée avec elles des séries divergentes d'espèces qui évolueront séparément. »

Parmi ces âmes multiples qui dorment en chacun de nous, il en est qui, refoulées par les circonstances de la vie courante, ne se révèlent qu'à l'occasion de grandes crises individuelles ou collectives. Drames familiaux, révolutions, chocs moraux, transplantations géographiques ou migrations, mutations de classes, guerres mondiales, crises historiques, met-

(1) *La Sélection chez l'homme*, Alcan, 1904, p. 616.

tent à jour les stratifications profondes des âmes humaines. Et quand de telles conflagrations ne viennent pas réveiller les morts qui dorment, c'est la faculté créatrice de l'imagination poétique, artistique ou littéraire qui les évoque, les réalise, les fait parler ou agir dans la fiction. Alors Shakespeare, Molière, Cervantès, Balzac, Dante, Gœthe, Stendhal et tant d'autres créateurs géniaux écrivent et libèrent hors d'eux-mêmes ces êtres imaginaires refoulés dans leur tréfonds. D'autres n'extériorisent pas ces âmes cachées qui, comme l'a dit G. Clémenceau, « en leur âme solitaire sont hantés par des rêves inexprimés. Ces rêves, parce qu'ils ont une raison profonde, prennent corps en des vies issues de la nôtre où nous regardons passer quelque chose de nous ». C'est l'autisme littéraire sans réalisation.

Du polypsychisme de l'enfance, l'homme tire une synthèse de plus en plus homogène par inhibition de multiples tendances inutilisées, unifiant celles qui concourent à l'adaptation particulière du moment et du milieu donnés.

Cette aptitude à s'unifier soi-même crée en chaque esprit une polarisation de tendances constituant sa volonté, son individualité de caractère. Elle dépend pour une large part de conditions internes d'ailleurs encore mal connues (Poyer, p. 163).

On retrouve dans le psychisme de chacun, où se heurtent tant de personnalités diverses, un processus rappelant les conflagrations dramatiques des personnalités de la foule humaine dans son holocauste continu au moloch social.

L'artiste peut friser la névrose et par un cycle

inévitable mettre quand même une partie de lui-même dans ses pires créations, c'est un chemin de retour reconduisant de la fantaisie à la réalité.

Comme tout être insatisfait, l'artiste, aux yeux des Freudiens, se détourne des réalités et concentre son intérêt et sa libido sur les aspirations de sa vie imaginative, son « autisme » peut l'égarer dans la psychonévrose, mais le talent et la psycho-névrose le peuvent ramener à des créations psychopathologiques saisissantes, comme il n'en manque pas d'exemples dans tous les arts.

∴

La littérature française contemporaine s'était orientée dans le sens des idées freudiennes avant même que les savants représentant la psychologie française classique et même le corps médical spécial n'eussent admis le Freudisme et lui eussent fait le crédit d'un contrôle. On peut dire que la psychologie analytique a forcé l'entrée des cénacles des académies médicales et de la faculté, par le retour de la littérature et du théâtre influencés par la vogue de Freud aux Etats-Unis. Quoi qu'il en soit, il est désormais possible d'étudier en quelque sorte à ciel ouvert et sans détour le mécanisme de l'inconscient et son rôle dans la création littéraire et artistique.

Aujourd'hui, toute une école s'oriente en littérature d'après les conceptions freudiennes.

Selon René Lalou, c'est un Freud légendaire pour la littérature contemporaine qui fut préparé et annoncé en quelque sorte par Bergson, Dostoïewski,

Proust et Einstein. Grâce à ce Messie monté sur la nef « Libido », tous les mangeurs de rêves firent voile à travers l'Océan de la sexualité jusqu'à la baie de l'inceste où se conquiert la toison du complexe d'Œdipe !

Cependant le filon freudien n'est pas générateur d'une littérature et d'un art inférieurs parce qu'il n'hésite pas à fouiller les tréfonds inavoués. Il peut arriver aux plus hautes envolées par la sublimation des tendances terre à terre et s'élever aux transfigurations transcendantes. La vie humaine tout entière n'est-elle pas un gigantesque effort de sublimation ? c'est le mensonge vital d'Ibsen. La psychologie freudienne intéresse ainsi non seulement le médecin et les philosophes, mais tous les écrivains... c'est un magnifique tremplin pour l'esprit (Edmond Jaloux).

Ainsi, Freud a indiqué nettement aux écrivains que la raison est un flambeau qui vacille sous le souffle puissant des vapeurs montant des profondeurs de l'être, et qu'il faut descendre tout l'appareil analytique d'un étage pour comprendre l'homme et son activité. La résistance des psychiatres français n'a pas empêché ses idées de se répandre, bien qu'elles ne fussent ni traduites, ni guère commentées. Cette opposition contraste avec l'enthousiasme immédiat qu'on manifesta pour les théories d'Einstein que leur caractère transcendant devait pourtant mettre à l'abri d'une telle vogue.

Quoi qu'il en soit, la psychanalyse a manqué tout d'abord de parrains dans le monde scientifique en France. Essayons de dire pourquoi.

La France pays catholique, du moins de tradition,

a pu tirer profit de ce fait pour atteindre un relatif équilibre mental de sa collectivité. Or, le freudisme, chez certains protestants, a été accueilli comme un évangile, comme s'ils l'attendaient avec impatience et s'ils en étaient altérés. Plus que le catholicisme, à qui la confession procure une « catharsis », un ramonage moral périodique, le protestantisme oriente une grande partie de la morale vers la pureté, cette abstention de pensées et d'actes sexuels. Le biblisme paulinien en est cause et ce n'est pas en vain que luthériens et calvinistes, conformistes et zwingliens, salutistes et méthodistes, commentent et paraphrasent à l'infini les épîtres aux Romains ou aux Corinthiens. Nous dirons même qu'il y a sur ce point opposition entre le Midi et le Nord : au pays du soleil, la puberté est précoce, et la sexualité se manifeste tout bonnement. Je ne sais plus si Mme de Staël y avait songé dans son parallèle entre la littérature septentrionale et la méridionale. Bref, dans le Midi, la sensualité est plus franche et plus précoce. Dans les climats tempérés et brumeux, la maturité génitale est tardive, comme d'ailleurs l'épanouissement intellectuel.

La gravité et l'impassibilité des gens du Nord n'est souvent que l'effet de ce refoulement imposé par la censure morale et surtout sexuelle.

Quand cette contrainte s'harmonise avec le développement mental et physique, il en résulte des individus qui conservent une jeunesse de cœur et une vigueur sexuelle jusqu'à un âge avancé. On sait que des Anglo-Saxons d'outre-Manche ou d'outre-mer se comportent en cheveux blancs comme de véritables collégiens, en matière de distractions et de sentiments, tandis que le Méridional, en dépit de sa volubilité oratoire, vieillit et mûrit plus vite. Souvent le conflit éclate entre la censure et l'instinct : c'est alors la psychose, latente ou déclarée, avec son cortège d'anomalies.

Heine opposait déjà la mentalité de la pécheresse catholique à celle de la protestante : « La pauvre protestante, quand elle a commis un péché véniel dont aucun prêtre ne soulage sa conscience, y pense toujours et se croit obligée de l'expier jusqu'à la fin de sa vie par une pruderie acariâtre et morose, par une vertu rébarbative et hargneuse qui gronde sans relâche » (*Confessions*, 1854).

On comprend dès lors que le freudisme se soit répandu rapidement en Europe centrale et dans les pays de culture protestante où il trouvait matière à s'exercer. Jean-Jacques Rousseau en est un adepte avant la lettre, et le cynisme de certaines de ses Confessions (ce terme était bien choisi) ne prouvait que la gravité du mal dont il souffrait (1).

Léon Pierre-Quint a publié le récit d'un voyage en Allemagne « terre freudienne par excellence ». Etranges revues que celles qu'il a trouvées mises en vente là-bas : « Elles s'appellent la *Vie Conjugale*, la *Beauté*, le *Bulletin des Droits de l'Homme*, le *Jeune Platonicien*. Aucun rapport avec nos magazines galants, mais on y expose le droit à l'adultère, à l'amour platonique et à d'autres revendications sexuelles. « Plusieurs

(1) Voir Etude sur J.-J. Rousseau, par Laforgue, in *Revue française de psychanalyse*, t. I, nº 2, 1927, éd. Paris.

de ces feuilles sont devenues des centres de ralliement importants. Les adeptes de la culture du nu, les fidèles de la polygamie forment des associations réellement constituées avec, dans chaque grande ville, des groupes, dans chaque bourg, des sous-groupes. Les membres cotisants élisent des administrateurs, qui se réunissent en assemblées générales. »

Si le Français reste moins accessible à la religion nouvelle, ce n'est pas par indifférence pour les idées étrangères (l'engouement pour le principe de relativité prouve le contraire), mais, comme il est plus raisonnable de le penser, parce que la psychanalyse est moins désirable et moins nécessaire à la psyché latine. Jamais on ne verra telle avalanche de confessions, de souvenirs non pas d'enfance, mais de puberté, comme on en rencontre en pays germaniques, au point que l'esprit satirique des revuistes s'en est emparé à Berlin, ce qui indique le degré de saturation auquel on était arrivé dans ce domaine.

Le nu n'a jamais fait partie de la mystique latine, et si le Français pratique la culture du nu, c'est au music-hall, tandis que les nordiques le font en société, voire en famille, avec une gravité comique, si l'on en croit la « Nuit nordique » racontée par Paul Morand, avec pas mal d'humour sans doute. Edmond Jaloux dit justement qu'en France la tolérance laisse une relative liberté d'action ; elle crée rarement autour des manifestations sexuelles cette atmosphère d'angoisse et de contrainte qui est si terrible dans les cas étudiés par Freud et H. Ellis.

∴

Le freudisme, comme article d'importation, n'a donc d'abord été que médiocrement demandé en France. Ce n'est pas qu'on ait ignoré les ressources qu'offrait la mine du subconscient, du rêve et des troubles de la personnalité : la certitude du rêve et l'incertitude de la réalité qui avaient été mises somptueusement en évidence par Calderon (*La vie est un songe*) ont été projetés de façon plus drôle dans la *Comédie du Bonheur*. Le dédoublement tragique de la personnalité, nous le connaissons par le *Procureur Hallers*, et les pièces de Pirandello se jouent dans la lueur tantôt éblouissante, tantôt falote de la paranoïa. Encore cette production est-elle due à des littérateurs étrangers. Cependant, Jean Sarment nous donne le spectacle d'une folie douce, *Le Pêcheur d'Ombres*, et le théâtre de Lenormand s'est inspiré directement du subconscient et du freudisme. Quant au roman, c'est André Maurois qui a serré de plus près les textes du maître viennois, puisque son docteur O'Grady donne à sa cliente, victime de cauchemars qui, à l'analyse, se révèlent sexuels, les mêmes conseils thérapeutiques qu'un psychanalyste brutal.

Léon Daudet a combattu, avec sa vigueur coutumière, les exagérations et les insuffisances du freudisme (*L'Hérédo*, *le Monde des Images*, *le Rêve éveillé*). Il pense que l'homme seul peut, sans le secours de l'intervention médicale, retrouver le sentiment de sa dignité déchue et créer l'unité de son être, déchiré par la lutte du soi (ce qui restitue notre personnalité) et du moi (nos hérédités). Remarquons seulement que la terminologie de Léon Daudet se trouve être l'inverse de celle de Freud pour qui le « soi » est l'inférieur, le primitif, l'héréditaire, tandis que le « moi » est l'acquis, le volontaire, le supérieur.

Il y a non seulement exagération à voir en Freud l'animateur de la production romanesque d'aujourd'hui, mais à expliquer par du préfreudisme, ou du freudisme, sans le savoir, une foule d'œuvres totalement étrangères à la psychanalyse ; c'est un peu la tendance qu'on pourrait reprocher à Jean de Lassus dans l'étude de la *Grande Revue* que nous avons résumée et où il passe en revue « l'inquiétude freudienne dans le roman et le drame français contemporains ». On voit bien ce que Lenormand, Lacretelle, Drieu la Rochelle et Maurois doivent à la psychanalyse, mais c'est Marcel Proust qui a le mieux saisi et pratiqué le mécanisme de l'analyse psychique, et qui en a fait un usage constant dans son œuvre : censure, refoulement, inversion, perversion, éveil de puberté, onanisme, homosexualité, ambisexualité, toute la lyre. La libido rôde dans cette forêt touffue, et obsède d'inquiétude morose ou joyeuse ses habitants. Ce n'est pas pour rien qu'une partie de son œuvre s'appelle *Sodome et Gomorrhe*, et l'on s'aperçoit, à la lecture, que les jeunes filles en fleurs sont assises à l'ombre des fleurs du mal, comme dirait Baudelaire. Il est probable que Proust ne doive rien à Freud, dont les ouvrages parurent après que le romancier eut conçu son œuvre, mais rappelons que Freud s'est appuyé sur les thèmes de son maître Breuer, dont Proust, fils et frère de médecins, a pu avoir connaissance (1).

Proust semble bien avant Freud avoir inauguré la nouvelle manière d'interroger la conscience et l'homme intérieur traités comme corps sur la composition duquel ne peuvent renseigner que les réactions auxquelles il donne lieu. C'est à proprement parler de la psychologie objective appliquée à la littérature.

C'est un déroulement merveilleux d'images intellectuelles et affectives, flore et faune d'une forêt obscure qu'on aurait brusquement mise au jour, qui ne vaut que par la cérébralité de l'auteur et par la sublimation qu'il opère sur les éléments instinctifs. Dans cette musique continue, la sexualité tient lieu de motif conducteur, tantôt en majeur, tantôt en mineur, en « forte » ou en sourdine. Mais cette sexualité est toujours morbide, et c'est là précisément ce qui en fait l'intérêt littéraire. Aussi bien, ne comprend-on pas le docteur Hesnard quand il demande aux écrivains de traiter de l'amour normal : « De la sexualité, par exemple, les littérateurs les mieux doués pour l'analyse ont fort peu retenu. L'interdit qui frappa chez presque tous les peuples l'exercice d'un instinct très simple — lorsqu'il est satisfait — n'a même pas été épargné à notre esprit latin, mesuré, compréhensif et libre ! Une ignorance mystique, héritée d'un autre âge, continue son œuvre barbare et pernicieuse derrière les audaces du snobisme pervers propre à notre siècle. Notre société contemporaine s'intéresse, en

(1) Marcel Proust abandonne franchement l'attitude bergsonienne de la confiance envers le moi, écrivait Jacques Rivière, et nous ramène à une attitude résolument critiquable en face du sentiment...

vertu d'une naïve vanité — et maladivement aussi, souvent — aux détraquements du sens génital, tels que les reproduisent périodiquement les modes littéraires successives... Elle ignore tout de ce qui, dans la sexualité, précède, domine et continue la génitalité en l'ennoblissant ; elle ne sait rien de l'instinct normal ».

« Le théâtre entier de M. de Curel, dit P. Brisson, depuis *l'Envers d'une sainte* et *les Fossiles* jusqu'à *la Viveuse et le moribond*, peut être considéré comme une revue dramatique des hauts problèmes de l'inconscient, qui, depuis quarante ans, se sont imposés successivement à la controverse. Les fatalités obscures qui fixent notre destin sont à l'ordre du jour. Sophocle, sans connaître Freud, en tirait déjà des effets scéniques de quelque éclat. On les redécouvre aujourd'hui en usant d'une terminologie nouvelle et en soumettant les recherches à une sorte de mystique mêlée de science et de poésie. Les ouvrages aigus et singuliers de M. Lenormand, l'entrée de la psychanalyse dans les salons, un certain pirandellisme qui flotte dans l'air théâtral ont contribué à rajeunir et à parer d'attraits particuliers ces problèmes de la personne morale si propices aux tours d'adresse, aux jeux de mirages et aux effets de surprise. En s'y arrêtant, M. de Curel reste fidèle à lui-même. »

Le théâtre et le roman sont des portes ménagées par l'imagination, par où l'individu s'évade de la vie médiocre. Les héros de Racine, de Corneille, de Chateaubriand, de Victor Hugo, de Flaubert, de Balzac sont-ils normaux ? A plus forte raison la sexualité normale, ce grand thème de la symphonie humaine, échappe-t-elle à la littérature, parce qu'elle prend un aspect hygiénique, végétatif et brutal. L' « odor di femina » et la puissante senteur de faune ne flottent jamais dans les salons ou les villégiatures des Swan : les héros et les héroïnes de Proust sont désodorisés et même parfumés. Ils n'ont rien de la vigueur crue et odoriférante de ceux de Joseph Delteil qui étalent volontiers leur sexe pour choquer les précieux et les précieuses, et pour guérir les invertis en leur montrant la bonne et sainte nature en action. Les psychanalystes peuvent constater dès 1917 le souvenir amniotique évoqué dans une poésie curieuse de Blaise Cendrars, intitulée « *Le ventre de ma mère* ».

C'est mon premier domicile
Il était tout arrondi,
Bien souvent je m'imagine
Ce que je pourrais bien être.

Les pieds sur ton cœur, maman,
Les genoux tout contre ton foie
Les mains crispées au canal
Qui aboutissait à mon ventre.
. . . .

G. Ribémont-Dessaignes sort nettement de la sexualité quantitativement normale, tout en restant dans la norme qualitative, puisque l'adorateur de son Ariane demeure hétérosexuel. Il marque en tout cas une forte tendance à l'hallucination érotique : « C'est à ce moment que je fis la connaissance d'Ariane. Elle était complètement nue et je ne m'en étonnai pas. Elle s'approcha d'un réverbère dont la lumière tombant de haut en bas faisait sur son corps à des places telles que sous son menton, sous ses seins et sous son ventre, des zones d'ombre d'une richesse géographique analogue à celle de l'espace environnant. Je pourrais allonger la main et sentir le grain de sa réalité. J'aurais pu également me livrer à quelque obscénité, c'est-à-dire à quelque simulacre satirique des gestes de la volupté — car pour un autre assouvissement, le lieu me semblait mal choisi — mais je ne le fis pas. Je ne sais si elle en fut surprise, car son regard qu'elle ne détournait pas, participait de l'ombre portée par ses cils et son front. Lui parler — je ne savais par quel mot commencer. « Madame » me semblait tout à fait ridicule en m'adressant à une femme nue. Bref, je restais immobile et muet » (G. Ribémont-Dessaignes, *Ariane*).

L'auteur — ou le héros — on ne sait — se domine encore et joue avec son hallucination, qu'il objective volontairement, sauf quand la libido menace de le submerger : « Cependant elle était atrocement belle. Belle à faire hurler de faim les fauves devant les cages, belle à dessécher la mer, à faire verdir les déserts, à briser les entraves des bagnes... ».

René Crevel est de tous les littérateurs le plus freudisant de la génération actuelle. Les personnages de ses romans racontent leurs déviations sexuelles, et dans *Détours*, il a décrit, de façon à satisfaire pleinement le symbolisme psychanalyste, les poussées de la virilité chez un tout jeune homme : « J'avais bien, pour me distraire, la compagnie du fauteuil qui, déplié, servait de lit à la bonne lorsque ma famille allait au théâtre ; ce fauteuil, parce qu'il s'étendait parallèlement au sommeil d'une femme, me semblait le symbole même de la virilité ; le jour, ratatiné, en dépit de son hypocrisie cubique de vieux mendiant chinois, il gardait encore son prestige. Un soir, par le trou de la serrure, j'eus la chance de voir la femme de chambre les seins nus. Lui, le lendemain, me confia qu'il ne serait plus fauteuil, ni lit, ni mendiant, mais fruit de velours jaune. Un corps dont, en dépit de ma coupable indiscrétion, je fixais mal certains détails, formerait son amande essentielle, et je serais, moi, une autre amande pliée contre la première : Bonjour, Philippine » (René Crevel, *Détours*).

Et Gide ? dira-t-on, Gide où toute une génération a flairé avec un émoi voluptueux le goût du vice, et a regardé avec une terreur délicieuse l'âme barboter dans le marécage de l'instinct ? Eh bien, n'est-il pas de culture protestante ? *L'Immoraliste*, *Si le Grain ne meurt*, *Corydon*, appartiennent à la lignée des révélations de Jean-Jacques Rousseau, des timidités d'Amiel, des inversions de Wilde — et jamais l'appel de la Bête n'a été plus exactement et plus terriblement rendu que par ce grand écrivain. Gide n'est pas cynique, quoique il traite de sujets éminemment scabreux. Il frôle, mais en conservant une décence d'homme du monde qui résiste à la tentation d'une jambe gainée de soie en pensant aux ennuis que cela causerait s'il mettait la main au feu, et son lyrisme vient à point le sauver d'une situation délicate. Le pauvre Salavin de Georges Duhamel, avant de se laisser aller à son envie de chatouiller la nuque de son supérieur hiérarchique, avait sans doute tenté « une sublimation » qui ne lui réussit guère...

∴

Pour Feuchtersleben, les délires et rêves poétiques participent de l'enfance, du sommeil et de la folie. Pour Otto Renk, l'examen du sens et du contenu de ces images nous introduit de plain-pied dans le processus général de la création artistique (*Rêve et Poésie*, cité dans *La Science des Rêves*, p. 484).

Il est entre les deux un domaine frontière, c'est celui de la rêverie, de « l'histoire continuée ». La rêverie, si proche du rêve par son nom même, nous montre souvent clairement des traits qui n'apparaissent en rêve que déformés. La rêverie dévoile des détails de l'activité imaginative qu'on ne découvre souvent dans le rêve qu'après une longue analyse et que ne peut laisser deviner la poésie adaptée au public. La rêverie, où le poète lui-même voit la première ébauche de son travail poétique, est aux rêves sincères non déformés ce que l'œuvre achevée est au rêve déjà idéalisé. L'œuvre du poète, c'est son vœu le plus secret travesti de multiples manières et déguisé sous des symboles divers.

Les tendances expressives d'états affectifs et de sentiments intimes expliquent le sens des rêves comme la fantaisie des rêveries, inspiratrice de compositions artistiques ou autres.

On a une tendance, a dit Maudsley, à croire que les images et les événements des rêveries sont la cause des sentiments éprouvés, alors que le sentiment est la véritable cause des images et leur génératrice.

Par la rêverie, comme par le rêve, c'est l'inconscient qui s'exprime et se décèle, mais l'un et l'autre expriment aussi des phénomènes conscients ou subconscients.

L'invention semble ainsi surgir souvent des profondeurs de l'activité inconsciente (comme en mathématique Henri Poincaré en a pu donner des exemples frappants) ; en art on connaît aussi des faits d'inspiration où le moi recueille en quelque sorte passivement l'inspiration d'une Egérie intérieure comparable au démon de Socrate.

Berlioz cite dans ses Mémoires une symphonie obsédante qui s'imposa à son oreille toute une nuit durant et qu'il tua pour ainsi dire sous une dose de narcotique définitive. Berlioz entendait sa symphonie obsédante comme tant d'autres compositeurs qui purent transcrire l'inspiration objectivée hors du moi. De même que des mathématiciens ont eu l'euréka brusquement dévoilé en plein sommeil ou au réveil, en dehors de toute cérébration consciente sur le sujet. C'est que la musique comme les mathématiques fait partie d'une sphère psychique bien particulière.

Taine disait de la musique qu'elle convient mieux que tout autre art pour exprimer les pensées flottantes, les songes sans formes, les rêves sans limites, tout ce pêle-mêle douloureux et grandiose d'un cœur qui aspire à tout et ne s'attache à rien.

« Tout art, dit aussi Guy de Pourtalès, est riche surtout dans la mesure où vous savez l'interpréter. Toute âme vous possède dans la mesure où vous faites effort pour la recevoir. Accueillez celle du musicien comme une expression plus pure que ne la peuvent fournir les mots, de ce qu'il y a dans l'amour d'à jamais inexprimable...

Liszt nous a rendu de l'audace pour saisir ces joies du moment et un peu de confiance en nous-même. Chopin peut devenir un compagnon non moins fraternel. Sa vie est celle de notre ombre anxieuse. La musique n'est peut-être pas autre chose que le chant monté de notre désert intime. »

« La musique de Wagner, disait P. Bourget en 1886, me donne une commotion cérébrale assez analogue à celle que l'Anglais Th. Quincey décrit dans les conférences du mangeur d'opium. » Et Barrès (*Musique de perdition*), surtout de Tristan aux concerts du Châtelet, dit que le public s'y abandonne à des transes de volupté... (certaines jeunes femmes avaient des visages *d'alcôve*). Ces airs peuvent mettre en activité nos folies et des ferments de nous-mêmes inconnus (Cité par C. Photiades, *Amour de la Musique*, p. 696, *R. de Paris*, nº 3, 1928).

C'est, en effet, de cette obscure profondeur de l'inconscient sentimental et affectif que monte la plainte des aspirations insatisfaites et incomprises de celui-là même qui les éprouve.

Aussi la musique éveille-t-elle chez chacun de ceux qu'elle émeut des vibrations affectives diverses en rapport avec leurs réflexes psychiques personnels et leurs tendances affectives particulières.

Cette façon de voir peut s'étendre aux arts plastiques. La peinture et la sculpture futuristes tendent à se confondre avec la musique bruitiste comme expression indistincte de sentiments confus et de réactions automatiques ; certains nihilistes de l'art pictural posent même ce principe que la peinture ne doit désormais représenter que des pensées vagues et fragmentaires que l'on doit regarder en s'efforçant de ne penser à rien et en s'interdisant d'y chercher une signification représentative.

Tel serait le programme négatif de l'école constructive de demain. L'art instinctif affranchi de l'intellect et de la technique serait ramené à l'*automatisme* des formes, des bruits, du dessin et aux couleurs paradoxales ou inversées. Nous en retrouvons les manifestations chez certains primitifs, dans les arts nègres, dans les graffiti de l'enfance, et dans les productions pseudo-artistiques des déments.

On doit d'ailleurs reconnaître l'extrême fréquence et la prédilection caractéristique des primitifs, des enfants, des arriérés et des déments pour les détails incongrus et réalistes. Leurs dessins pseudo-artistiques semblent démontrer que la pudeur est en raison inverse de la culture. C'est également ce qu'on observe souvent dans les dessins automatiques des spirites. L'absence des rectifications correctives de la censure consciente semble y lâcher la bride à l'impudeur comme en certains rêves et en certaines divagations inconscientes.

Il semble que les tendances freudiennes de la littérature pénètrent les milieux d'art plastique et s'appuient sur une sorte de réhabilitation de l'automatisme inconscient dans la genèse de certaines créations d'art.

A diverses reprises ont été organisées de curieuses expositions des œuvres artistiques des malades comme celles de Bedlam à Londres il y a quelques années, celles de Berlin en 1913 et Moscou en 1914, de Paris en 1928.

« Quel est d'autre part l'effet de l'aliénation sur l'artiste, en tant qu'artiste ? »

Cette question fut posée à un grand expert en maladies mentales par le *Daily Miror* au cours d'une visite dans les galeries de « l'Art étrange », de Bethléem Royal Hospital.

« L'effet est très remarquable, fut la réponse, quand un artiste est affligé de troubles mentaux, son esprit retourne généralement à des formes d'art primitives. »

De là proviendrait l'altération paradoxale des perspectives, les deux yeux, vus de profil comme en certains dessins d'enfant, les pattes multiples pour expliquer la course ou le mouvement comme dans les gravures primitives des cavernes préhistoriques.

Semblables tendances se manifestent dans nos écoles ultra-modernes comme elles se manifestèrent déjà chez certains artistes d'antan (Le Gréco par exemple, du Prado, dans son Saint-Gérôme, archaïque jusqu'à l'invraisemblance).

J. Rivière et G.-A. Aurier ne réclamaient-ils pas aussi l'affranchissement vis-à-vis de la perspective comme redressement de l'espace, ramenant tout au même plan et objectivant plus scrupuleusement l'évocation mnémonique des choses ? A un autre point de vue, l'art idéiste, dit Gauguin, ne doit considérer l'objet qu'en tant que signe d'idée : pas de perspective pour un symbole.

De là ces images fragmentaires qui réalisent en fait un décousu non recherché, un laisser-aller aux impressions successives du milieu rappelant l'onirisme du rêve. Elles se rapprochent par plusieurs côtés des productions voulues de certaines écoles qui estiment posséder les bases de l'art de demain. L'aliéné schizophrène n'est-il pas dégagé par l'*autisme* (isolement psychique réalisé par le délire individuel) des freins de l'ambiance ? Lorsqu'il s'exprime par la parole, l'écrit ou le dessin, voire les sons et les formes, il se croit affranchi du qu'en dira-t-on et de ce qui est convenu, « comme il faut » selon le commun des contemporains.

Aussi ces productions sont-elles d'une indépendance relative d'autant plus nette que l'autisme est plus avancé, plus complet et la schizophrénie plus accentuée. Mais un danger pour l'originalité peut résider même dans la recherche de l'indépendance, car le sujet peut perdre de vue le pur expressionisme dégagé de l'ambiance, pour s'occuper d'entrer en opposition avec elle.

C'est lui sacrifier par retournement, pourrait-on dire, que de prendre ainsi l'opinion courante en considération négative.

S'occuper de tourner le dos au préjugé, déclarer cette guerre d'attitude aux idées reçues et en rechercher le contrepied, c'est encore en tenir compte. C'est s'en préoccuper et en faire le centre de certains refoulements, comme dirait Freud, c'est en rester tributaire, ce n'est plus s'en affranchir réellement. L'écueil guette le philonéiste ultra-décadent comme le petit schizophrène.

Le vrai aliéné, le véritable étranger (*alienus*) à son milieu extérieur, sera le plus affranchi des contingences sociales et des considérations accessoires. Il sera expressionniste total de ce qu'il sent et doit exprimer, de façon psycho-réflexe en raison directe des excitants intérieurs qui le commandent et déterminent ses productions expressives.

Il se rapproche ainsi de l'enfant, du sauvage et du primitif comme de l'auteur anonyme des grafitti. L'expression intégrale haute ou basse n'en est mutilée ou jugulée par aucune considération qui en canalise ou en paralyse les manifestations. Les traits essentiels de ces dernières se tirent alors du fond interpsychologique seul et des tendances profondes communes à tous les actes humains.

On est alors parfois étonné de certaines constances et similitudes : c'est que l'intro-dépendance remplace l'extro-dépendance, tant il est vrai que l'indépendance vraie n'existe pas. Ceux qui se croient le plus affranchis restent étroitement et strictement esclaves de leurs instincts et des réflexes primordiaux de la nature.

Les manifestations même dites automatiques de l'expression par les formes dessinées les plus frustes prennent alors un intérêt, pour qui sait y discerner l'enregistrement des reflux de l'inconscient et du subconscient.

CHAPITRE V

LA PÉDAGOGIE, LA MORALE ET LA SOCIOLOGIE A LA LUMIÈRE DU FREUDISME

Reste à considérer l'influence exercée par le freudisme sur l'éducation, la morale et la sociologie.

L'enfant, dit Sémerie, croit que tout vit, et il suppose à tort des affections et des volontés analogues aux siennes.

Pour s'assurer de ce fait, il ne faut pas lui demander des théories ; mais il suffit de le laisser parler et de le regarder agir et jouer, puisque le jeu est à cette époque la principale forme de l'activité.

Les mères, du reste, ne s'y trompent pas. L'observation empirique et leur état mental peu disposé à l'abstraction les inspirent mieux que nos théories savantes. Il serait difficile de déterminer l'époque exacte où finit ce pur fétichisme ; mais il semble que l'on peut sans erreur grave le prolonger jusqu'à l'époque de la deuxième dentition (1).

Ensuite apparaît la phase polythéique, comme l'in-

(1) Les Freudistes, comme Sémerie, attachent à la période de dentition une importance évolutive capitale.

dique la prédilection des enfants d'un certain âge pour les métamorphoses et les contes de fées. Bientôt après, sous l'influence du milieu actuel, vient le monothéisme d'abord sous une forme naïve rappelant le monothéisme juif, et enfin sous la forme plus abstraite de la métaphysique moderne. Pendant ce temps, les notions positives s'accumulent... C'est l'histoire en raccourci de toute l'humanité.

L'éducation bien comprise doit tenir compte de cette loi d'évolution et s'y adapter. Ce serait avant tout la science de l'hygiène mentale prophylactique et de l éducation qui devrait bénéficier de l'enseignement freudien. Or, les méthodes éducatives actuelles, observe Hesnard, s'adressent à l'intelligence. Parfois, elles visent, depuis ces dernières années, à éduquer le caractère ; et encore la formation du caractère n'est-elle possible que si l'on commence par s'adresser à l'instinct. Mais elles ignorent à peu près complètement la vie affective et abandonnent au hasard des influences familiales, puis sociales, l'éducation du cœur et des sens.

« Que de progrès à réaliser avant de faire admettre aux parents et à leurs successeurs à l'école qu'il faut observer attentivement la vie intime des enfants, satisfaire prudemment mais loyalement leurs curiosités d'hommes petits, leur apprendre doucement la vie, écarter d'eux avec sang-froid les mobiles de haine et de jalousie, de déviation sentimentale et instinctive qui surgissent à tous moments autour d'eux ; leur éviter notamment ce repliement sur soi-même, conséquence d'une incompréhension sentimentale néfaste des êtres les plus chers, qui allume chez le jeune être les premières étincelles de la pernicieuse rêverie solitaire !

Morale et pédagogie de l'instinct sont l'avenir vers lequel tendent les mentalités actuelles, dans leur goût pour l'éducation physique, dans leur culte du caractère et de l'action, dans leur tendance à l'individualisme équilibré et conscient, à l'émancipation sociale de la femme...

Notre vie moderne est trop intense pour ne pas rompre délibérément les digues d'une fausse vertu qui n'est, le plus souvent, qu'un mensonge à soi-même, et pour ne pas s'épancher irrésistiblement dans les voies naturelles de l'être vivant : celle d'un instinct sincère, reconnu et perfectionné.

Sans songer à demander à l'analyse psychologique de l'aider à limiter plus judicieusement et plus humainement la zone des interdictions ancestrales, la *Morale*, encore plus en retard sur la vie, condamne par principe toutes les manifestations un peu ardentes de l'instinct. Or, une morale mal comprise est une force psychique aussi dangereuse que puissante. Trop catégorique, elle est l'origine de toutes sortes de maux : destinée malheureuse, caractère de l'individu en conflit avec sa vraie nature, névrose.

Protégée par une morale plus conforme à la nature vivante, la race serait plus libre et plus forte, faite d'individus affranchis de leurs préjugés familiaux et infantiles, intimement purs et résolument hardis, poussant le culte de l'amour jusqu'au sacrifice conscient de soi-même, plus aptes à l'initiative personnelle comme à l'épanouissement. L'instinct n'est, par lui-même, ni noble, ni honteux (1) ; il est une force vitale dont on peut faire, suivant la direction qu'on lui imprime, un mal ou un bien. Et il ne faut pas oublier que tout ce qu'il y a de bon chez l'homme est son œuvre.

En particulier, l'instinct sexuel est celui que la morale étouffe le plus impitoyablement.

Cependant, lorsqu'il se développe régulièrement et sainement, il est le plus salutaire de tous. Sa maîtrise — possible seulement lorsqu'aucune interdiction aveugle, favorable aux compensations imaginatives déviées, n'a surexcité ses exigences les plus animales — assure, par exemple, la virilité du caractère masculin et la confiance de l'individu en lui-même comme dans la nature. Son exercice libre et normal supprime de la vie toutes sortes d'inquiétudes et libère l'homme de lui-même.

Une telle morale n'est nullement incompatible avec la chasteté intégrale, possible chez les forts. Elle recommande l'union régulière précoce des adultes, la procréation dans les seules limites de la nécessité sociale, la lutte contre le péril vénérien, contre les toxicomanies et les vices généraux.

Mais son action favorable est à une condition : elle doit s'exercer en plein jour, à la grande lumière de l'éducation ; elle condamne avant tout l'ignorance, conséquence de la pruderie jalouse et néfaste » (Hesnard, *l. c.*).

(1) Il faut, en particulier, éviter de confondre, comme le font trop souvent les moralistes, l'Instinct et la perversion instinctive, dite « mauvais instinct ».

*
* *

L'éducation paraît appelée à bénéficier des idées freudistes de façon plus certaine et immédiate... à moins que l'exagération de certains zélateurs de la doctrine n'amène une réaction. Dès longtemps déjà, aux Etats-Unis notamment, a été préconisée la coéducation des sexes et une éducation sexuelle courageuse des enfants.

Arrivera-t-on, en tout cas, à considérer avec plus d'équité certaines psychoses sexuelles, à ne plus montrer du doigt les invertis, à ne plus appeler le feu du ciel sur les sodomites, comme le fit Loth, jadis ? Cette perspective choquera les piétistes, et pourtant il faut bien arriver à admettre cette vérité élémentaire que la psychiâtrie ne connaît que des maladies et non pas des péchés. Les premiers qui osèrent parler ouvertement des dangers de la syphilis provoquèrent grand tapage — on se souvient des campagnes de Brieux contre l'avarie — et c'était pourtant le seul moyen de combattre ce fléau en rayant le vocable de « maladies honteuses ».

L'homme assez hardi pour oser prêcher la lutte contre l'inversion sexuelle devra se placer sur le terrain social et médical, savoir braver le ridicule et l'infinie bêtise humaine... Qu'on prenne garde qu'à ne pas le faire, on finira par croire qu'il s'agit d'un raffinement de la sexualité, alors que c'en est au contraire une déviation, un avortement, une régression. Et que les homosexuels prennent le chemin du cabinet du psychiâtre, car il n'y a pas plus de honte à révéler ses anomalies sexuelles qu'à se rendre au confessionnal, ou à se faire percuter le thorax ou palper l'abdomen.

Quant à la masturbation — puisqu'aussi bien nous devons tout dire — elle a trop souvent été considérée comme une perversion, alors que dans l'adolescence, elle représente une dérivation du courant sexuel, un acte de compensation pour l'individu vigoureux privé de femme, soit par timidité, soit par scrupule religieux ou autre. Mais quels ravages quand elle se continue dans l'âge adulte : la neurasthénie, la misogynie et l'homosexualité en découlent. N'ajoutons pas d'autres maux imaginaires, et surtout ne donnons pas dans le travers de voir de l'onanisme partout, ce qui favoriserait *à priori* toute doctrine de la sexualité.

Il ne faut pas, dit le Dr Cruchet, d'accord en cela avec Jones, comparer l'enfant à l'adulte, et conclure de l'adulte à l'enfant ; c'est à cette manière de procéder que nous devons cette conception, profondément erronée, qui croit étudier la pathologie de l'enfant en étudiant celle du *petit adulte*, ce qui n'est point du tout la même chose. Il y a, chez l'enfant sain, manque de jugement, irréflexion, si on le compare à l'adulte; mais cette comparaison est fausse par rapport à l'âge de l'enfant ; un enfant de deux ans peut avoir un jugement et une réflexion parfaitement normaux pour son âge ; ces opérations de l'esprit ne seront plus normales, si on les compare à celles d'un enfant de 5 ans, à un adolescent de 15 ans, à une personne d'âge mûr ; mais cela ne permet pas de dire qu'elles sont anormales à 2 ans, parce qu'elles sont insuffisamment développées par rapport à un âge plus avancé.

C'est pour des raisons de même nature que les termes d'*hystérie physiologique* sont des plus impropres, parce qu'ils ne peuvent être le synonyme de mentalité infantile. Il est possible que, parfois, la mentalité de l'adulte demeure, par certains côtés, infantile, et que cette mentalité infantile, rencontrée chez l'adulte, constitue une des particularités mentales de l'hystérie. Mais cela ne veut pas dire que cette mentalité qui est hystérique pour l'adulte soit aussi hystérique pour l'enfant, puisqu'elle est normale pour ce dernier : cela reviendrait à prétendre, en effet, que tous les enfants sont hystériques, ce qui est évidemment faux.

Ce raisonnement, qui est vrai pour la mentalité infantile en général, l'est encore davantage si on l'applique à une partie de cette mentalité infantile elle-même, et par exemple à la sexualité qui expliquerait à elle seule, d'après Freud, toute la mentalité de l'enfance, et même des autres âges.

Le Dr Cruchet ne croit guère à l'onanisme légendaire que provoqueraient certaines nourrices chez leurs nourrissons pour les faire dormir et les empêcher de crier ; il ne croit pas davantage à la masturbation vraie des tout-petits. Il est certain qu'on se trouve ici au centre de la sexualité freudienne qui y voit le point de départ de l'évolution de l'instinct depuis le réflexe moteur sans affectivité jusqu'à l'image sentimentale ou sensuelle.

Toute la question sexuelle se trouve désormais posée à notre raison, à notre loyauté et à notre intérêt social. A qui l'avons-nous abandonnée jusqu'ici, sinon au hasard ? Il faudra tout de même prendre parti et demander à la Famille, à l'Ecole ou aux Eglises une collaboration sur ce point. Les femmes elles-mêmes protestent contre l'ignorance systématique et coupable dans laquelle on les tient. Je n'en veux pour preuve que ce témoignage donné par une femme qui joint une belle droiture d'esprit à beaucoup de cœur :

« Que de douleurs cachées qu'un mot de sagesse aurait pu anéantir. Que de transes vaines à l'époque de la puberté, qu'une explication mesurée, affectueuse, aurait pu reléguer à l'état d'ombres, et qui, ressassées dans l'esprit inquiet de la fillette, étaient génératrices de maladies nerveuses dont, plus tard, la femme et son entourage devaient souffrir ! Que de rancœurs contre un destin qu'on ignorait, que de rancunes contre une mère imprévoyante, que sa fille, et également son gendre, honnissent secrètement !

Les filles riches étaient élevées en couveuse, sans contact direct avec la vraie vie. Et, pour la masse, pour les filles du peuple, aucune des clartés nécessaires n'était dispensée à l'enfant-femme, que son destin obligeait à affronter, seule et toute jeune, la lutte pour le pain. Ainsi, au sortir de l'âge puéril, elle se trouvait handicapée dès l'abord, tant par son ignorance des lois inéluctables de la nature, que par sa déplorable crédulité en face de l'éternel masculin.

De la vraie vie, ses aînées ne lui apprenaient rien, les éducatrices religieuses parce qu'elles étaient peu versées en la matière et qu'il n'était pas séant de s'occuper de cela, les éducatrices laïques parce qu'il était convenu, une fois pour toutes, que le mari devait, à sa femme, pouvoir, de la vie conjugale, tout révéler (même s'il n'en savait pas grand'chose de bon, même s'il était d'une ignorance crasse en fait d'hygiène, en fait de responsabilité morale et sociale, en fait d'humanité). »

Les découvertes pastoriennes se heurtèrent aux partisans de la génération spontanée. Il fallut les contrôles expérimentaux pour départager les contradicteurs.

De là, l'expérience des ballons stériles ouverte au Mont-Blanc, comme, deux siècles avant, l'expérience du Puy-de-Dôme confirma à Pascal les découvertes de Torricelli, en réduisant à néant la croyance à l'horreur de la nature pour le vide.

Quel triomphe ce serait pour les vues de Freud, que l'on puisse sur un fait très simple de la psychologie de l'enfant démontrer objectivement des associations en rapport avec les réflexes de la sphère génitale première.

Preyer a montré que la découverte de son monde somatique pour l'enfant se fait par étapes ; il s'enrichit d'acquisitions associées en même temps que d'idées et réactions verbales correspondantes. Il ne saurait donc penser avec un réseau d'associations aussi riche que l'adulte.

Comme son répertoire verbal, son inventaire psycho-réflexologique est donc tout autre et infiniment plus réduit et pauvre.

Raisonner en adulte sur son mécanisme est une pétition de principe, tant que l'accumulation des expériences et des sécrétions n'a pas atteint le seuil prépubère endocrinien et l'édification d'un complexe de réflexes concordants.

Pézard a montré sur les poules et coqs les étapes

mathématiques de doses d'extraits glandulaires correspondant aux réflexes de la sexualité à tous ses échelons.

Von Monakow (Minkowski, *Les réflexes*, Masson, 1927), sur les grenouilles décérébrées, a montré le réflexe d'accouplement facilité par suspension des freins corticaux comme par l'excitation endocrinienne printanière ou expérimentale ; E. Jones a tenté de contrôler sur l'enfant des stades similaires par la méthode psychanalytique.

E. Jones (*Psychanalyse*, trad. Jankelevitch, Payot, 1925) combat l' « erreur populaire » (p. 817) selon laquelle le jeune enfant n'aurait pas de vie sexuelle avant la puberté.

Pour lui la sexualité est inhérente à tous les âges de la vie, mais son existence reste négligée ou ignorée chez les jeunes enfants parce que ses manifestations à cet âge diffèrent de celles de l'âge adulte, étant alors plus diffuses, hésitantes et indifférenciées. Mais surtout à cause de la cécité morale des adultes, esclaves de leurs propres répressions. « Les difficultés auxquelles se heurtent les adultes lorsqu'ils veulent pénétrer l'esprit de l'enfant sont, pour ainsi dire, le pendant de la barrière qui existe entre le conscient et l'inconscient chez chacun de nous ; ce qui rend impossible à l'adulte de voir l'esprit de l'enfant tel qu'il est réellement » (p. 789).

Une connaissance positive des intérêts et tendance de l'enfant est cependant seule susceptible de faire entrevoir des méthodes d'éducation pouvant rattacher les tendances à développer aux tendances préexistantes et d'analyser ces intérêts primaires pour les utiliser aux fins pédagogiques et sociales avec le maximum d'efficacité.

Les idées de Freud sur la libido infantile ne sauraient triompher tant que la réflexologie de l'enfant n'aura pas prospecté et fixé les bases premières de ses associations psychoréflexes.

L'étude de l'âme de l'enfant est à reprendre du point de vue objectif.

Selon Jones (p. 818), il est un précepte essentiel, en ce qui concerne nos devoirs vis-à-vis de l'enfant, quelles que soient nos perplexités par ailleurs et quel que soit l'âge de l'enfant : c'est qu'on ne doit jamais lui mentir dans les questions sexuelles.

« Le préjudice direct et indirect qu'on cause aux enfants en donnant des réponses mensongères à leurs questions se rapportant à la vie sexuelle, sous le fallacieux prétexte qu'il vaut mieux pour eux ignorer ces choses jusqu'à un certain âge, ce préjudice, disons-nous, est incontestablement grand et doit être considéré comme une des principales causes des névroses de la vie ultérieure. Il est bon en général de ne rien dire sur ce sujet aux enfants tant qu'ils n'ont pas éprouvé le désir spontané de savoir et de questionner, mais dès que leur curiosité est éveillée et se manifeste par des questions plus ou moins pressantes, on doit invariablement les renseigner en toute simplicité. Lorsqu'un enfant arrivé à l'âge de quatre ou cinq ans ne pose pas spontanément de questions se rapportant aux choses sexuelles, on doit se méfier, car il y a alors tout lieu de soupçonner qu'il a réussi à comprendre d'après l'attitude des parents que c'est là un domaine qu'il lui est interdit d'approcher ; il convient alors de prendre des mesures plus actives en y mettant bien entendu tout le tact nécessaire. Pour ce qui est de l'initiation sexuelle à l'école, je n'en suis partisan que pour autant qu'elle est pratiquée non pour elle-même, mais comme faisant partie de l'enseignement de l'anatomie et de la physiologie.

Sans doute un éducateur doit être à même, dans les rares occasions qui peuvent se présenter, de traiter la question sexuelle devant tel ou tel enfant donné, c'est-à-dire de fournir des explications individuelles, mais je ne crois pas que la majorité des éducateurs soient actuellement capables de le faire avec tout le doigté nécessaire. »

En Amérique et en Suède on s'est dès longtemps efforcé de déduire cet enseignement délicat de l'étude de la fécondation florale en botanique.

En France je ne sache pas qu'il existe une méthode soit officielle, soit officieuse appliquée en pédagogie à ce genre d'initiation.

∴

La pruderie paraît néanmoins avoir fait son temps, et ce n'est pas à elle seule qu'on pourrait attribuer la résistance opposée au Freudisme et à ses applications en pays latins. Ce n'est pas non plus (*Revue juive*, 1925) à un antisémitisme qui ne trouve plus d'écho sur la place publique et que des savants auraient repris à leur compte. Non, le génie inventif de Freud est hors de cause, et sa théorie, à supposer même qu'elle fût absolument fausse, nous a valu un tel renouvellement de la psychologie individuelle et sociale qu'on la bénirait de haute façon. Ce qui choque, ce sont certaines exagérations de ses disciples dont Freud est le prisonnier et qui ont poussé à un hyperfreudisme monoïdéiste.

Cette aventure est arrivée à beaucoup de grands hommes. Fernand Divoire le notait un jour au sujet de Mallarmé. Il en fut de même pour Kant, dont Fichte et Schelling déformèrent le criticisme ; pour Auguste Comte, que des disciples figèrent dans un positivisme étroit et souvent sectaire. Un homme de génie invente un système : des zélateurs l'encagent dans ses idées.

Freud a essayé de s'évader dans l'article cité plus haut et reproduit dans l'*Almanach psycho-analyste* pour 1926 : Il y renie l'exclusivité de la sexualité dans la formation de l'âme, de la religion et de l'ordre social et s'affirme partisan d'un dualisme qui admet l'existence des penchants aptes à réprimer les instincts sexuels. Mais il n'a pas été toujours aussi modéré. Dans sa symbolique du rêve, il n'est pas d'images qui ne prennent un sens sexuel par le transfert pendant le sommeil de nos états refoulés de la veille sur des objets ayant quelque analogie avec les organes génitaux. En voici un tableau approximatif :

Sont symboliques de la sexualité mâle :

« Le chiffre 3, les objets oblongs, allongés ou allongeables, bougies, limes, crayons, tiges, pointes, piques, bâtons, branches, fruits (bananes), légumes (carottes, raves, poireaux, etc.), lames, couteaux, poignards, armes à feu (fusil, pistolet, etc.), robinets, tours, clochers, obélisques, colonnes, phares, etc.

Ajoutons les petits enfants ou frères, l'ascension, l'échelle, l'escalier, le sentier montant, le vol (avion, etc.), les façades lisses, verticales, le chapeau, le manteau, la couverture, la cravate, l'écharpe, la clef, la main, le pied, la dent, le liquide, le poisson, le lézard, le serpent, l'oiseau, l'escargot, etc.

Sont symboliques de la sexualité féminine :

Les récipients en bois, les coffres, cavités, bassins, armoires, placards, caisses, poêles, cavernes, vaisseaux, cavités, fosses, trous, chambres, passages étroits, les serrures et mécanismes analogues, façades à saillies, mines, caves, tunnels, fours, foyers, feux, maisonnettes, portes ouvertes, entrées, coquilles, mollusques, bouches, chapelles, bois, table, papier, livres, fruits, forêts, paysages, jardins, fleurs, chaussures, linge blanc, glissières, rails, etc. »

C'est dans cette exagération que se trouve l'explication de la répugnance que nous montrons pour accepter le freudisme intégral. A multiplier indéfiniment avec Freud les symboles de sexualité, on court le risque d'y faire rentrer toutes les formes (en saillie ou en creux comme expression des sexes mâle et femelle), par suite y rentreront aussi tous les mots qui désignent les formes.

Dans ces conditions, comment s'étonner que toute interprétation fondée sur un symbolisme aussi excessif ne puisse aboutir qu'à des allusions génitales ? Avec ce système, on pourrait dans une exposition de paysagistes arriver à discerner des symboles qui n'y ont jamais été et dont les auteurs n'avaient aucune idée. Répondra-t-on qu'ils ont brossé inconsciemment des obscénités en copiant la nature ? Corot a peint des eaux et des branches d'arbres, serait-ce des allusions génitales associées aux nymphes et satyres qu'il y ajoute parfois ?

Ce qui rend beaucoup de gens injustes, dit Kretschmer, à l'égard de l'Ecole psychanalytique (dont les mérites sont cependant immenses), ce qui a contribué à jeter le discrédit sur les résultats positifs éminemment précieux qu'elle a obtenus, cela a été l'arbitraire, le dogmatisme, le laisser-aller incompréhensible qui ont présidé à ses démonstrations, à l'interprétation des résultats obtenus.

Et tout d'abord elle a exagéré outre mesure le rôle, cependant déjà assez grand, des rêves sexuels et des expériences de la vie infantile.

En deuxième lieu, on s'appliquait au cours des séances thérapeutiques à suggérer tyranniquement aux malades certaines expériences sexuelles et infantiles pour la seule raison qu'on les considérerait comme probables (voire comme certaines *a priori*). Et on s'y appliquait d'autant plus que le malade pouvait moins retrouver dans ses souvenirs des traces d'expériences de ce genre. Mais, fait particulièrement grave, les importantes découvertes concernant les mécanismes de déplacement et déformation de symbole ont été utilisées d'une manière purement subjective et hypothétique, en opposition avec les exigences les plus modestes de la démonstration scientifique ; on est arrivé finalement à pouvoir tirer de n'importe quels faits et matériaux des interprétations préconçues, à composer un véritable livre de symboles par lequel on a cherché à nous persuader que toute l'activité de l'imagination humaine se borne à la création de symboles en rapport avec la sphère génitale et avec le coït (*Psychologie médicale*, p. 475, Payot, 1927, trad. de Jankelevitch).

« La psychanalyse, dit Blondel, est désormais un monde ! Développée en méthode thérapeutique d'analyse psychologique et en théorie étiologique des névroses, elle s'est érigée en système de psychologie et même de philosophie générale. Il n'est pas de science morale depuis la science des religions jusqu'à l'histoire de l'art en passant par la linguistique et l'ethnographie où elle n'ait à dire son mot. »

Le Freudisme, comme il convient à une théorie générale de psychologie, a donc pu s'introduire en sociologie. Freud explique les formes premières de la société, ainsi que la mentalité primitive dont il retrouve les traces chez les enfants et les déments ainsi que dans les rêves. Rêves et névroses, dit-il, ont conservé de la préhistoire de l'esprit bien plus que nous ne pouvions supposer, si bien que la psychanalyse est en droit de réclamer un rang élevé parmi les sciences qui s'efforcent de ressusciter les phases les plus anciennes et les plus obscures des origines humaines (*Le Rêve*, p. 543). C'est en d'autres termes l'« archaic world of emotions and imperfect thoughts » d'Hant Allen, et l'idée de J. Sully : « Le rêve fait revivre nos personnalités successives, nos anciennes façons d'envisager les choses, les impulsions et les réactions qui nous ont dominés jadis. »

Nous avons en ce sens les opinions concordantes de Nietzsche, Shopenhauer, O. Renke et de tant d'autres auteurs, qui considèrent que la psychologie des premiers hommes peut être dégagée (en l'absence de tout document autre que ceux de l'art préhistorique et des rites mortuaires) de l'analogie avec la mentalité des sauvages considérés comme primitifs attardés, des enfants envisagés comme passant par une ontogénie, reflétant la phylogénèse générale. Les régressions maladives des déments confirmeraient certaines déductions analogiques.

L'étude de l'inconscient primordial de l'homme puis des primitifs a permis ces incursions dans le domaine de l'ethnographie du folklore et de l'anthropologie, puis par le rêve et la rêverie dans le domaine imaginatif, de l'éthique, de l'esthétique, des arts, de la littérature, du théâtre, etc., etc...

La psychanalyse, selon Freud, inaugure dans la science une orientation nouvelle et décisive en admettant des processus psychiques inconscients ; elle attribue un rôle particulièrement dominant aux impulsions sexuelles au sens strict du mot (c'est-à-dire en tant que déterminantes d'une façon générale de tout notre mécanisme psychique, dans l'acception la plus étendue, dans tous les domaines de la culture, de l'art, de la vie sociale, etc.).

« Comme ses ancêtres primitifs, chaque homme qui entre dans la société doit renouveler au profit de l'ensemble le sacrifice de ses instincts. »

Ceux-ci doivent subir une sublimation progressive vers des buts de plus en plus élevés. Mais la société n'aime pas qu'on lui rappelle ces fondations scabreuses, ainsi s'expliqueraient les résistances passionnées et les oppositions qu'a rencontrées le freudisme à ses débuts et qu'il rencontre encore.

Il y a concordance entre la vie psychique des

« sauvages » et celle des névrosés, par la tendance à projeter au dehors les complexes psychiques, comme le font les paranoïaques. Quant au *totem*, cet animal ou cette plante emblématique qui est le lien d'une tribu primitive, cette idée se retrouve chez les enfants qui témoignent de telles phobies et tendances à l'adoration. L'idée de « tabou » se rattache à celle du totem ; elle comprend l'interdiction de tuer l'animal totémique et d'avoir un commerce sexuel avec les femmes du totem. Pour Freud, l'animal totémique ne serait qu'un symbole du père sacrifié dans l'intérêt de la race, et le totémisme serait une réminiscence des inhibitions psychiques de l'animosité nourrie contre lui et que condense le complexe d'Œdipe.

Il est bien difficile de suivre Freud sur ce terrain aventureux, bien qu'il s'appuie sur la loi biologique qui veut que l'ontogénèse reproduise les phases de la phylogénèse. Remarquons qu'il n'y a là qu'une théorie et même une hypothèse plutôt qu'une loi. Il est donc téméraire de l'appliquer intégralement à la sociologie historique. L'explication atavistique est incertaine, alors qu'il suffirait d'admettre, pour l'explication de ces phénomènes communs, un déterminisme plus immédiat en constatant chez le primitif, le sauvage, l'enfant, le criminel et l'aliéné, une absence de frein analogue, une absence de l'inhibition de l'instinct que nous donne la civilisation.

Le Dr G. Papillault, professeur à l'Ecole d'anthropologie de Paris, demande que les sciences sociales, éthologiques, comme il les appelle, ne portent pas exclusivement sur le passé de l'humanité : « La préhistoire et la paléontologie portent leurs investigations sur des objets matériels qui peuvent se ranger en série suivant les époques où ils se sont formés ; mais les groupements sociaux primitifs ont disparu et les sentiments qui leur servaient de bases n'ont pas laissé de trace. Les sentiments actuels de nos contemporains en descendent sans doute, mais s'ils nous intéressent encore, c'est seulement à cause de leur persistance et cette persistance est due à des *facteurs actuels* dont nous ressentons les effets et sur lesquels nous pouvons agir. C'est ceux-là qui nous intéressent, et qui précisément sont à notre portée... A cette *obsession des origines*, ne serait-il pas plus intéressant de substituer *l'étude des causes actuelles* ? (G. Papillault, *La Bio-Psychanalyse*, Emile Nourry, 1926).

Ferenczi (*Importance de la doctrine de Freud en hygiène mentale*, *Mental Hygiène*, New-York, vol. X, n° 4, octobre 1926), à l'occasion du soixante-dixième anniversaire de Freud, a cherché à montrer que le mouvement d'hygiène mentale doit aujourd'hui s'appuyer sur les nouvelles méthodes psychologiques et thérapeutiques de la psychanalyse. Il se refuse à rattacher les psychoses fonctionnelles à des modifications cellulaires ou moléculaires qu'il estime théoriques. Il admet que les symptômes neuropsychopathiques proviennent d'une lutte intérieure entre tendances opposées. Cette lutte intérieure, qui se termine chez les névropathes par des « refoulements » et l'apparition de symptômes psychopathiques, s'observe chez les individus normaux, à l'état naissant. De ceci résulte que les actions et propos des aliénés peuvent être le plus souvent ramenés à des conflits psychiques, et une habile interprétation de leur contenu à l'aide de la psychanalyse peut nous les rendre compréhensibles. Depuis que Freud a étudié et interprété les rêves, l'opinion qui voulait que les gens sains d'esprit et les aliénés ne pussent être comparés a dû être abandonnée. Aujourd'hui, grâce à la psychanalyse, les psychiâtres peuvent interpréter et analyser les symptômes présentés par leurs malades, les libérant ainsi de leur tragique isolement. Un des principaux buts de l'hygiène mentale est d'améliorer le destin des aliénés et de faciliter leur retour dans la société ; l'investigation psychanalytique, en pénétrant plus profondément le mécanisme de bien des maladies mentales, pourra peut-être produire dans leur traitement des résultats aussi intéressants que ceux déjà obtenus dans le traitement des psychonévroses (Lauzier).

CHAPITRE VI

LA PSYCHOLOGIE OBJECTIVE ET LA RÉFLEXOLOGIE AU SECOURS DU FREUDISME

L'avenir du Freudisme semble être en fonction du contrôle que lui fournira la Psychologie objective. Rappelons les premières étapes de celle-ci : Griesinger, Setchenoff, Bonatelli. Bechterew a réalisé un progrès décisif en rattachant les phénomènes de la conscience au mécanisme des réflexes cérébraux. Il établit lui-même le lien qui existe entre la réflexologie et la psychanalyse. Il critique du côté subjectif cette dernière. Exemples : les névroses, les rêves, la sexualité infantile. Conclusion : la réflexologie donne à la psychanalyse la base organique qui lui a manqué jusqu'à présent.

Quelques réserves que l'on fasse sur la valeur de la psychanalyse et du freudisme en général, on ne peut méconnaître que l'étude de l'inconscient s'impose aujourd'hui de tous les côtés et que Freud s'y est attaqué par son procédé empirique, mais d'autant plus génial. Quant à l'avenir de ce mouvement, nous le jugeons en fonction du contrôle que lui fournira l'étude objective des phénomènes neuropsychiques et voyons là une perspective d'autant plus encourageante que cette dernière semble s'en rapprocher d'une manière très significative.

Nous parlons de l'appui, inattendu pour les freudistes eux-mêmes, mais d'autant plus précieux, qu'ils vont trouver dans la ***Réflexologie*** de Bechterew. La tendance à rattacher les phénomènes mentaux aux réflexes qui passent par les centres de l'écorce cérébrale ne date pas d'hier. C'est une formule qui s'est composée déjà plusieurs fois et qui a été soutenue avec beaucoup d'éclat, mais s'est jusqu'à présent heurtée à l'impossibilité de concilier le schéma objectif avec les données de l'introspection.

M. Ch. Richet l'a fait sienne en 1888 dans ses mémorables études de la *Revue Philosophique* : « Des réflexes psychiques », il l'a reprise dix ans plus tard dans l'article « Cerveau », de son *Dictionnaire de Physiologie.* D'après lui, c'est Griesinger qui le premier a étendu la notion des réflexes jusqu'à englober les actes psychiques (1843) (1). J. Setchenoff a développé cette conception 20 ans plus tard avec beaucoup de succès en Russie (2). Bonatelli l'a formulée de son côté un peu plus tard encore en Italie (3).

Que leur a-t-il manqué pour l'imposer définitivement ? Une connexion plus étroite entre les deux termes du problème : entre le schéma objectif des

(1) « Uber psychische Reflexactionen », *Arch. f. physiologische Heilkunde*, 1843, v. II, p. 76-113.

(2) J. Setchenoff, *Actions réflexes du cerveau*, 1883. Traduction française par M. Dercly, *Etudes psychologiques*, 1884.

(3) Bonatelli (de Padoue), *La coscienze e il mecanisme interiore*, 1871.

réflexes et la notion qu'on avait des phénomènes mentaux — des images mentales, des souvenirs, des idées, voire la notion même de la conscience. Il y avait trop de différence entre les deux séries de faits.

Comme l'a déjà montré Kostyleff dans les études consacrées à la psychologie objective, on est resté très longtemps arrêté par la notion conventionnelle des images mentales et des souvenirs auxquels on attribuait la fixité des clichés photographiques et qu'on n'arrivait pas à localiser dans le cerveau.

Les choses ont beaucoup changé depuis.

On s'est rendu compte que les prétendues images mentales ne sont que des groupements de sensations qui se reproduisent du reste d'une manière très variable.

L'étude expérimentale de la mémoire a permis de distinguer là les phases suivantes :

1° *Phase primaire* où le potentiel de la mémoire normale persiste tel durant 14 *minutes* environ.

2° *Phase secondaire* d'une durée de 35 *jours* au moins, où se conserve 75 % *du potentiel* initial (Goldstein).

Pour le souvenir intégral durant ces 35 jours il faut un appoint de 15 % de rappel ou allusion. L'appoint peut venir d'association d'excitations intercentrales ou de perceptions externes (Wundt, Brentano, Lipps).

Il ne peut donc être question de chercher, pour les localiser, des empreintes fixes dans l'écorce cérébrale.

D'autre part l'étude objective révélait une base organique des phénomènes mentaux à la fois plus complexe et plus mobile que celle des liens associatifs. On a vu là une distribution de l'énergie nerveuse comparable à celle du potentiel électrique dans un réseau pourvu de nombreuses collatérales.

Toute communication semblable transforme les points extrêmes en poste téléphonique pour les besoins de la perception intérieure.

S'il se produit en deux points du cerveau une différence de polarisation, elle s'égalise par répartition de l'influx nerveux dans les voies collatérales.

Le *primum movens* du processus physico-chimique ou électro-chimique s'accomplit alors non pas dans les transmetteurs, mais dans les points de concentration du potentiel.

De là part la vague électro-chimique qui forme le côté matériel du processus d'idéation.

Quant aux causes de différence de potentiel, elles peuvent être de plusieurs sortes ; les neurones centraux des zones associatives peuvent entrer en excitation d'une manière automatique, soit par un effet de la vie intérieure de la cellule, soit par modification de nutrition, soit sous l'influence de substances introduites dans le sang ; mais ce qui modifie le plus souvent le potentiel nerveux, ce sont les excitations qui résultent des perceptions externes ou internes.

La perception a ainsi pour conséquence de diriger une occupation d'attention vers les voies où se propage l'excitation sensorielle ; l'excitation qualitative du système perceptif régularise le débit de la quantité mobile dans l'appareil psychique.

Toute image mentale, toute idée est ainsi conditionnée par un mécanisme qui intéresse non seulement l'écorce cérébrale, mais aussi les centres sous-jacents (Develschauver, p. 243).

Pour faire saisir le progrès réalisé par Bechterew, rappelons son point de départ dont le choix était motivé par l'opposition à la théorie de la conscience-épiphénomène qui à l'époque était soutenue, entre autres, par Ziehen (1). Ce dernier avait été frappé par les expériences sur les animaux décérébrés et en avait conclu que la conscience n'ajoutait rien à l'acte lui-même. Il cite, à l'appui de sa thèse, l'exemple de la grenouille décérébrée qui essuie avec ses pattes la goutte d'acide qu'on fait tomber sur son dos et, si on lui laisse les protubérances visuelles, reste capable de réactions encore plus compliquées, par exemple évite, en sautant, l'ombre que projette un obstacle. Un exemple également frappant lui est fourni par le cas d'un pianiste qui peut arriver à exécuter des morceaux de musique d'une manière tout à fait automatique ou encore par celui de l'homme descendant un escalier auquel il est habitué. A observer ces faits-là du dehors et sans entrer dans l'examen détaillé du mécanisme de chacun, on conclut facilement que la conscience, lors même qu'elle les éclaire, n'y intervient pas d'une manière active.

La conception de Ziehen a une autre particularité, c'est qu'après avoir réduit la conscience au rôle d'épiphénomène, il rétrécit considérablement la notion de l'acte psychique. Pour lui, cet épiphénomène est plus rare qu'on ne le croit. Par exemple, il refuse tout élément de conscience aux instincts,

(1) Ziehen, *Zeitfaden der phys. Psychologie*, 7e éd., 1906.

les reléguant dans le domaine de la physiologie. Quand l'oiseau fait son nid, il n'y a là pour Ziehen qu'une série de réflexes d'origine sexuelle compliquée par un mécanisme héréditaire, mais nullement conscient. Ces actes perdent, il est vrai, l'apparence d'un réflexe, parce que l'excitation primitive, remplacée par une série d'autres, telles que la vue d'un brin de paille, d'un chiffon de laine, etc., modifie leur direction, mais on n'y trouve rien de plus que dans les sauts de la grenouille déviés par la vue des obstacles.

Cette seconde particularité est cependant moins importante que la première, car elle se réduit, somme toute, à une question de mots. S'il rétrécit le champ propre de la psychologie, il ne s'attache pas moins à étudier les instincts et d'autres automatismes. Ce qui est bien plus important, c'est que là même où il en reconnaît la présence, il considère l'élément psychique comme tout à fait inactif. C'est contre cette affirmation-là que Bechterew est dès l'abord parti en guerre.

Pour lui, *a priori* déjà, dans la nature il n'y a rien de superflu et le monde subjectif ne peut être, par suite, ni une quantité inutile, ni une qualité stérile de travail neuropsychique. De plus un examen quelque peu attentif nous convainc bien vite que la nature et la qualité des états subjectifs se trouvent en rapport direct avec des facteurs déterminés du monde physique. Ainsi, le nombre des vibrations de l'éther détermine la nature de la sensation lumineuse, le nombre des oscillations du milieu aérien, celle de la sensation sonore. Les sensations tactiles dépendent des chocs ou pressions sur la surface cutanée. Les expériences de Sternberg ont montré que les matières sucrées se rapprochent beaucoup comme constitution chimique des amers, mais les premières présentent une harmonie moléculaire qui dans les autres est troublée ; l'action de ce dernier facteur sur les papilles gustatives détermine la différence des sensations. Les sensations olfactives se rattachent à une action moléculaire ou chimique du même genre. Enfin nous avons tout lieu de croire que les sensations générales de bien ou de malaise sont en rapport direct avec les processus moléculaires dans les tissus de l'organisme, l'accélération des échanges s'accompagnant d'une sensation agréable, l'abaissement ou l'arrêt produisant un malaise.

Nos sensations sont ainsi, à proprement parler, les symboles subjectifs de certaines variations dans ces dernières, analogue à celles que nous faisons par des signes algébriques. Les différences subjectives étant nettement marquées, ce procédé facilite la distinction des états organiques. Les réactions neuro-psychiques sont rendues encore plus faciles par l'emploi des symboles ou signes verbaux. Nous désignons notamment les sensations de même catégorie par un signe commun — le mot — qui joue le rôle du signe algébrique à l'égard du nombre. Comme le subjectif est inséparable des processus matériels qui se passent dans le cerveau, les relations établies entre symboles représentent celles qui existent entre processus cérébraux ; par suite, le travail intellectuel se trouve facilité dans la mesure où les signes mathématiques facilitent le calcul quantitatif.

Malgré cela dans la *Psychologie objective* Bechterew renonçait à étudier les phénomènes psychiques proprement dits parce qu'il les jugeait trop peu accessibles à l'observation. Il y renonçait pour une toute autre raison que Ziehen : parce qu'il y voyait une réalité trop profondément cachée à l'observateur et en tant qu'elle est accessible au sens externe de chacun, d'une valeur toute personnelle. Le même acte peut être une fois conscient, une autre fois inconscient. Et qui peut dire avec certitude dans quelle mesure il est conscient ? C'est pourquoi il préférait limiter l'étude des actes neuro-psychiques à ce qui est transparent en dehors. Telles sont les réactions sécrétoires et motrices, la parole, la mimique, les gestes de l'individu, l'habitus externe, le langage et les mœurs des différents peuples, enfin les produits de leur vie intellectuelle, l'industrie et les arts, la philosophie, la religion, la poésie et la science. Tout cela envisagé du côté formel, comme systèmes de réactions en rapport avec le stimulus externe.

Du reste, telle quelle cette étude lui semblait déjà assez riche en faits et observations. Elle devait comprendre non seulement la vie individuelle, mais encore la vie des collectivités dans le temps comme dans l'espace, de la foule ancestrale comme de la foule contemporaine, non seulement la vie humaine, mais encore la vie animale. De là résultait la division en psychologie individuelle, génétique, collective, animale, pathologique, criminelle, etc.

Cette psychologie étrangère à toute introspection s'attachait particulièrement à reconnaître l'existence des traces que les réactions neuro-psychiques laissent chez l'individu et la combinaison ultérieure de ces traces avec les impulsions nouvelles. La preuve de l'un et de l'autre était fournie par la direction que prennent les réactions ultérieures. L'étude de ces processus comprenait naturellement les étapes centrales, la transmission de courant d'un centre nerveux à un autre, mais seulement dans la mesure où on pouvait juger d'après les données objectives.

Bref, la psychologie objective devait étudier l'organisme comme on étudie tout autre phénomène du monde extérieur dans ses rapports avec le milieu ambiant. Elle ne devait pas même s'en tenir aux degrés supérieurs de l'échelle animale où les phénomènes prennent un caractère neuro-psychique. Bechterew rappelait avec raison que les réactions aux influences externes s'observent jusque dans la matière inerte. Les métaux se modifient dans leur état moléculaire sous l'influence d'un choc, de la chaleur, de l'électricité, etc. Dans la nature organique ou vivante ces modifications se manifestent sous forme d'irritabilité générale des protoplasmes, puis, à un degré plus élevé, par des réactions d'un genre spécial stimulant ou déprimant l'activité des éléments contractiles (système nerveux). Enfin apparaît un phénomène plus complexe encore : la modification de la réponse par l'expérience antérieure de l'espèce et de l'individu lui-même.

« Les éléments constitutifs des réactions psychi-
« ques élémentaires, dit-il, peuvent se trouver contenus
« dans un protoplasma non différencié en tissus et or-
« ganes. D'autre part, comme les phénomènes neuro-
« psychiques ne se distinguent des simples réflexes

« que par la présence d'une variation, la psychologie « intégrale ne peut se désintéresser de ceux-ci, au « moins du point de vue de la phylogénèse. L'étude « des réflexes se recommande même parce que ces « derniers étant pour la plupart déjà modifiés par « l'expérience héréditaire, présentent un degré de « transition vers les modifications individuelles. « Les réflexes cérébraux se rattachent par transitions « imperceptibles aux fonctions de la moelle et ces « dernières aux fonctions élémentaires d'un système « nodal, l'étude des phénomènes neuro-psychiques « doit donc embrasser toutes les réactions de la « matière vivante depuis celles qui ont un caractère « purement organique. »

Ainsi s'élargissaient les cadres de la Psychologie objective et cessait l'isolement artificiel du psychisme humain, mais les formes supérieures de celui-ci restaient pratiquement inaccessibles à l'étude.

Dans la *Reflexologie* (1) il a fait un pas de plus en avant. Il a reconnu que l'illumination des actes neuro-psychiques par la conscience tient à la transmission du courant nerveux à d'autres centres cérébraux, constituant une nouvelle extension du réflexe dans sa partie corticale. Par exemple, par la transmission de l'excitation visuelle au centre de la parole ou par l'association avec le système des réactions qui représente la cénesthésie générale de l'organisme. Des perceptions il est passé aux souvenirs, de ceux-ci

(1) *Principes de la Réflexologie humaine*, en russe, 3e éd., 1926. Traduction allemande *Allgemeine grundlagen der Reflexologie des Menschen*, 1926. Deuticke, Leipzig u. Wien.

à la pensée abstraite et partout il a reconnu le même processus de l'extension du réflexe rendant les phénomènes psychiques accessibles sinon à l'observation directe, du moins au contrôle expérimental sur le modèle de ce qui a été fait pour le réflexe salivaire et d'autres réactions conditionnelles ou associées.

De ce fait le renoncement aux données de l'expérience interne qui marquait la *Psychologie objective* n'avait plus de raison d'être. Il se refuse toujours à suivre les adeptes de la psychologie traditionnelle, lorsque ceux-ci y voient le seul moyen d'étudier la vie psychique et jugent celle des autres par analogie avec soi-même. Là il continue de condamner l'usage de l'introspection de la manière la plus catégorique, mais en tant qu'elle peut se combiner avec l'étude objective des réactions neuro-psychiques et nous mettre sur la voie des variations encore inexplorées de la phase corticale des réflexes, il en justifie l'emploi et le trouve même excessivement prometteur.

Le fait est que parmi les données de l'introspection il y en a qui s'y prêtent bien plus que d'autres. Le degré de conscience d'un acte est celui qui s'y prête le moins. Cela tient à ce que selon les circonstances le même acte peut comprendre un circuit nerveux plus court ou plus étendu ne dépassant pas la moelle ou intéressant les centres corticaux. Elle dépend de la disposition momentanée où on se trouve, du degré de concentration nerveuse, et échappe facilement au sujet lui-même. Alors ce qui caractérise le côté psychique de l'acte, ce n'est pas seulement la clarté de sa conscience, c'est encore l'étendue de celle-ci, résultant de l'intervention des images mentales ou de l'association avec les symboles verbaux qui sont les unes et les autres accessibles à l'observation. L'extension du réflexe pour une réaction verbale, voilà le fil d'Ariane qui réunit la *Psychologie objective* à l'Introspection. Et voilà aussi où s'établit une liaison directe entre la *Réflexologie* et le Freudisme. Si les images mentales et les mots se rattachent à des réflexes cérébraux, la psychanalyse constitue une mainmise directe sur ces derniers.

Bechterew l'établit lui-même en termes suivants : « La connexion qui existe entre la réflexologie et la psychanalyse se manifeste d'abord dans l'adoption par Freud du procédé cathartique pour libérer les malades d'un « affect coincé ». Qu'est-ce donc cette libération sinon la décharge d'un réflexe dont l'exhibition constitue le foyer même du mal ? « Comme on sait, dit-il plus loin, cela consiste à amener chez le malade une concentration mentale qui lui fait défaut, autour de quelque symptôme morbide, parfois d'un rêve, et à provoquer ensuite une décharge de celle-ci. A l'origine on se servait pour cela de l'hypnose, mais Freud y a fait renoncer en montrant qu'il est préférable de laisser le malade faire librement cet effort de concentration en se servant, comme induction, de tout ce qui lui vient sur la langue. Il partait en cela du principe que ni les mots, ni les gestes de l'homme ne sont jamais tout à fait accidentels et révèlent des complexus qui, selon les circonstances, peuvent se trouver exhibés ou « coincés ».

Ces complexus psychiques sont-ils autre chose que des groupements des réflexes associés ? S'il y avait

(1) W. Bechterew, *loc. cit.*, p. 388.

encore un doute là-dessus, la manière dont il arrive à les libérer de leur virulence par une simple décharge verbale suffirait à le démontrer.

D'après Yung, dit-il plus loin, le moi n'est qu'un groupement des complexus psychiques, résidus de compressions qui se sont conservés en raison de leur valeur affective. Ceci est de nouveau tout à fait d'accord avec les conclusions de la *Réflexologie*. La méthode de Yung comprenant l'usage des mots inducteurs et la mesure des temps de réaction donne des résultats tout à fait objectifs. Ce groupement de complexus n'est qu'un enchaînement plus étendu de réflexes auquel l'unité organique de l'individu confère une continuité plus grande que n'en possèdent les complexus isolés d'origine sensorielle. La notion même des complexus morbides en tant qu'inhibés ou coincés n'est nullement en contradiction avec les données de la *Réflexologie*. L'interruption du lien associatif, dit Bechterew, s'observe fréquemment dans l'état normal de l'individu. Il arrive constamment que nous regardions sans voir ou entendions sans nous rendre compte de ce que c'est. Dans les états pathologiques on observe la même division seulement plus accentuée. On la retrouve encore dans l'hypnose et la suggestion, mais produite artificiellement (p. 389). Dans les névroses elle se complique de l'association du réflexe isolé avec des réactions d'un caractère morbide et le traitement par la psychanalyse est par suite beaucoup moins simple que la réflexothérapie préconisée par Bechterew, mais se fait sur la même base : de l'enrayement ou désenrayement des réflexes cérébraux.

Dans les cas décrits récemment par Bechterew (1) d'enfants kleptomanes, énurésiques et adonnés à l'onanisme, le médecin se bornait à renforcer l'action frénatrice par l'association de l'interdiction verbale « ne prenez pas », « n'urinez pas » avec un contact électrique ou un simple son de cloche. Une amélioration se faisait déjà remarquer après 2-3 séances et la guérison devenait complète après la 8e. Dans la psychanalyse il s'agit non pas d'enrayer directement une réaction morbide, mais de rétablir d'abord le lien associatif de celle-ci avec le système central des réactions neuro-psychiques de l'individu qui constitue son « moi ». Ensuite c'est le moi lui-même qui enraye la réaction morbide en la libérant de son tonus affectif. La psychanalyse constitue donc une forme de réflexo-thérapie bien plus évoluée... Elle apparaît comme une trouvaille d'autant plus intéressante qu'elle est sans précédent direct. Mais en fin de compte, dans un cas comme dans l'autre, on se trouve en présence de la rectification d'un réflexe.

Cependant, quelque important que soit l'appui de la réflexologie à la psychanalyse, il y a tout un côté de celle-ci auquel il ne s'étend point : c'est l'interprétation des faits observés qui chez les Freudistes est profondément subjective. Et là, au lieu de les confirmer, la réflexologie tend plutôt à infirmer les conclusions de celle-ci.

Bechterew le reconnaît lui-même à plusieurs reprises. D'abord, en ce qui concerne la prévalence dans les neurones des traumatismes sexuels. Pour lui il y

(1) « Sur la réflexo-thérapie associative », *Archives de Neurologie*, août-septembre 1927.

a là une généralisation tout à fait injustifiée. Se basant sur ses propres observations pendant la dernière guerre, il se range du côté d'Adler qui à la notion des conflits sexuels substitue celle plus large des conflits sociaux. Mais pour Bechterew la formule d'Adler est encore trop subjective. Il préconise un contrôle rigoureux des résultats de l'analyse par l'étude des temps de réactions à la présentation des tests verbaux, en affirmant que le ralentissement caractéristique de celle-ci est le seul signe qui mette sur la voie du traumatisme initial. Il dit avoir fait lui-même des expériences très concluantes avec le Dr Rosenthal, mais n'en expose pas les résultats et sur ce point la question reste ouverte.

Un autre où il prend Freud en défaut d'interprétation subjective et pousse sa critique beaucoup plus loin, c'est l'explication du mécanisme des rêves. D'abord il s'insurge contre l'hypothèse d' « un retour du courant nerveux vers la perception » pour expliquer la vivacité des images du rêve. Pour lui, le fameux schéma de l' « espace psychique » où nos impressions se classent, comme dans un carton, dans différents rayons de la mémoire (M, M^1, M^2 etc.), puis passent dans le Subconscient et l'Inconscient, n'a aucune valeur scientifique. Par suite la notion du « retour » n'a pas de sens. C'est une invention qui n'a aucun point d'appui dans la réalité. Par contre, il existe bien un phénomène connexe à la vivacité des images oniriques, c'est l'arrêt des réactions motrices du sujet et de là il tire une explication objective qui peut être opposée à celle de Freud.

Cette connexion résulte d'abord de quelques observations sur l'établissement du réflexe conditionnel, notamment d'une réaction motrice du doigt ou de la plante du pied en réponse à un son préalablement associé avec la sensation d'un contact électrique. Dans ces expériences quelques sujets ont déclaré qu'au début, *lorsque la réaction motrice était encore incertaine*, ils percevaient, à la production seule du son, une sensation douloureuse à l'endroit où avait eu lieu le contact. Plus tard, lorsque le réflexe est bien établi, cette sensation si vive à l'origine disparaît complètement. Il est clair, dit Bechterew, qu'il existe une corrélation entre le processus cérébral et la décharge motrice. Lorsque cette dernière est inhibée ou simplement ralentie, le processus cérébral accuse un tonus nerveux plus intense... Or, dans le sommeil nos réactions motrices sont fortement inhibées. Quoi d'étonnant alors à ce que nos réactions cérébrales atteignent un degré de vivacité qui les rapproche des perceptions ? Bechterew ajoute qu'il voit là quelque chose d'analogue à ce qui s'observe dans certains états pathologiques. Par exemple, dans la manière où le malade se livre à des mouvements désordonnés, les hallucinations sont assez rares, tandis que dans les états où les mouvements sont réprimés, elles sont très fréquentes et dans les cas de stupeur atteignent même une vivacité extraordinaire.

Tout n'est pas dit par là sur les causes de ce phénomène, mais il y a lieu de penser, dit-il, que dans le sommeil on se trouve en présence d'un tonus nerveux renforcé par la dépression des facteurs actifs de la personnalité dans les lobes préfrontaux.

Tel est le schéma qu'il oppose au fameux espace *psychique* de Freud et on conviendra facilement que devant cet essai d'explication objective ce dernier tombe de lui-même.

Maintenant, quant au *primum movens* de nos images dans le rêve, dire comme Freud que c'est toujours un désir et, en fin de compte, un désir sexuel qui remonte à l'enfance, paraît une affirmation tout à fait gratuite. Pour Bechterew il y a là une pétition de principe. L'observation ne permet jusqu'à présent de constater qu'un jeu des réflexes cérébraux — parfois évocateur du passé, parfois aussi créateur que celui de l'imagination à l'état de veille. Dire que le jeu est dominé par les désirs, c'est préjuger quelque chose qui reste encore à découvrir. L'analyse du contenu des rêves peut y aider, mais seulement dans la mesure où elle sera complétée par des recoupements objectifs et des contrôles physiologiques.

A ces deux exemples — les névroses et les rêves, nous voudrions ajouter un troisième : la sexualité infantile. Là encore les découvertes de Freud n'ont une valeur scientifique que de leur côté objectif. Ce qu'il est arrivé à constater indubitablement, c'est l'existence de la curiosité sexuelle chez l'enfant. Quant au contenu de celle-ci, ce dernier reste encore à découvrir. La réflexologie interdit toute conjecture là-dessus que les adultes seraient tentés de tirer de leur propre intelligence, en premier lieu des fameuses théories qu'ils attribuent aux enfants. Les théories supposent une capacité de généralisation et une symbolique verbale qui font encore défaut à ces derniers. Que les enfants cherchent de bonne heure à voir plus clair dans le mystère du sexe, c'est un fait qui a été confirmé par de nombreuses observations, mais de là à dire ce qu'ils trouvent est encore loin. C'est comme pour le contenu « des désirs infantiles ». Constater des mouvements d'attraction vers l'un ou l'autre des parents, compliqués de réactions hostiles à tout ce qui peut faire obstacle — donc aussi à la présence de l'autre conjoint — est un fait d'observation courante, mais dire que cette réaction hostile est une forme de la jalousie, c'est faire un saut bien au delà des certitudes. La célèbre phrase de Diderot dans le *Neveu de Rameau* : « Si le petit sauvage était abandonné à lui-même... il tordrait le cou à son père et coucherait avec sa mère » — qu'on cite comme une illustration éclatante du complexe d'Œdipe, prend un tout autre sens si on remarque que telle quelle c'est une citation tronquée et qu'en réalité elle contient deux lignes de plus : « Si le petit sauvage...était abandonné à lui-même, qu'il connût toute son imbécillité et *qu'il réunît au peu de raison de l'enfant au berceau la violence des passions de l'homme de trente ans...* » Par le fait, peut-on « désirer de coucher » avant de savoir par expérience ce que c'est ? Il en est de même pour la théorie de la « mère phallique » et autres variations des freudistes sur le thème sexuel qui dépassent l'imagination de bien des adultes eux-mêmes. Si le petit enfant avait l'expérience et le vocabulaire de l'adulte... Mais il ne possède ni l'un, ni l'autre. Commençons donc par étudier ce que peuvent être chez lui les impulsions sexuelles et gardons-nous de toute improvisation.

La réflexologie est, là-dessus, tout à fait intransigeante. Elle exige une révision complète du côté subjectif de la psychanalyse, mais donne à celle-ci, en échange, quelque chose d'inappréciable : la base organique qui lui a manqué jusqu'à présent.

Bechterew par réflexothérapie procède avec ses malades comme Pauloff avec ses animaux.

Par excitations sensitivo-sensorielles associées, il rééduque les sujets dans le sens d'une inhibition frénatrice ; il apprend à ses malades en un certain nombre de séances à se retenir d'uriner au lit, de s'onaniser ou de voler.

Freud agit de même en se servant non pas d'excitations extérieures, mais d'associations et souvenirs réveillés chez le malade à l'aide de la psychanalyse ; au lieu de rééducation réflexologique, de ses freins, il le fait bénéficier de la révélation du mécanisme des réflexes vicieux auxquels il s'abandonne. La psychanalyse en les lui dévoilant les amène dans le champ de sa censure consciente pour les lui faire rectifier. C'est une autorectification réflexe suscitée par le psychanalyste.

Les symptômes névrotiques peuvent donc se ramener à des réflexes conditionnels ou associés dans un sens morbide.

Prenons un exemple : Une jeune femme nerveuse à aspirations normales sexuelles inassouvies, sublime ces tendances dans un sens mystique ; elle aboutit à une monoplégie brachiale droite qui cristallise en quelque sorte dans le domaine somatique ses refoulements anti-onanistiques. Par une réitération d'inhibitions accumulées, elle a frappé son bras de paralysie motrice. Le psychanalyste en pareil cas intervient pour substituer à cet arrêt un arc réflexe en restaurant la motilité parallèlement à une inhibition conditionnelle consciente et voulue des seuls mouvements interdits. Le réflexologue intervient utilement dès avant la paralysie constituée ; nous en avons vu l'application heureuse par Bechterew, pour la cure de l'onanisme (comme pour la kleptomanie et l'incontinence d'urine).

Il constitue un réflexe conditionnel associé à un signal donné pour éduquer le sujet dans le sens de l'arrêt de ses impulsions ; le frein conditionnel se trouve ainsi établi et le réflexe morbide enrayé. Le psychanalyste en pareil cas a fait le contraire ; il a trouvé une inhibition morbide établie ; il l'a suspendue pour rétablir un réflexe soumis à la volonté rééduquée dans le sens de certaines abstentions. Les deux opérations ont ceci de commun qu'elles renforcent une capacité frénatrice consciente en modifiant un arc réflexe vicieux (impulsion onanistique régressive dans le premier cas, monoplégie brachiale névrotique anti-onanistique dans le deuxième).

En fait, Freud applique une façon de réflexologie subjective sans s'en rendre compte ; sa méthode n'est nullement à opposer à celle de Bechterew ; l'une corrobore l'autre, la complète et la peut contrôler.

Mais la méthode objective peut infirmer tout un pan de l'œuvre freudienne dans son côté introspectif et symbolique.

Ici les recoupements de la psychologie objective sont bien plus difficiles à appliquer sinon impossibles ; aussi, peut-on dire que toute la partie d'interprétation symbolique pansexualiste reste hypothétique et particulièrement sujette à critique, tant qu'aucune confirmation ne vient la justifier.

Seule prévaut la partie de la psycho-analyse coïncidant avec la psychoréflexologie associative.

Freud remarque lui-même, en établissant son schéma du développement des rêves, que l'appareil psychique est construit sur le modèle du réflexe. « D'après lui, il s'agit dans le rêve d'un processus de régression du courant nerveux vers le mécanisme de la perception. Cette intervention de la régression n'offre en soi rien de nouveau, puisque la pensée en général remonte forcément le chemin du souvenir. A l'ordinaire, elle ne dépasse pas la limite qui sépare de la perception, le souvenir ne donnant jamais d'images aussi nettes que la perception. Dans les rêves, par contre, la régression va plus loin et presque aussi loin que l'hallucination.

Mais le pourquoi du rêve lui-même et de sa régression rejoignant alors la perception, l'opinion de Freud vient nous en donner l'explication. Il admet seulement que l'appareil psychique à l'état de veille est incapable de suspendre complètement le courant nerveux continu qui va de la perception à la réaction. Le sommeil qui suspend l'activité psychique devrait laisser libre cours à la régression.

Au point de vue réflexologie, il ne saurait s'agir d'une régression du mouvement ni d'une inversion dans les voies d'issue, mais d'un retour à une forme réflexe primitive et plus simple : quels que soient la perception, le souvenir et le rêve, la direction du réflexe reste la même et ne devient pas inversée.

Rêves et pensées sont des réflexes inhibés dans leur marche extérieure et centrifuge (Setchenow). Les rêves se distinguent des pensées par leur netteté parce que l'influence inhibitrice active de la personnalité est écartée.

Quant à ce que Freud appelle censure, c'est l'influence inhibitrice d'un complexus de réflexes associatifs étroitement liés à la personnalité. Ces réflexes rejettent telles tendances parce qu'inconciliables avec eux. — En un mot c'est une inhibition dépendant de réflexes personnels tendant à dominer dans telle sphère corporelle avec laquelle ils sont étroitement liés.

« En définitive les rêves (que Freud rattache à une reviviscence de désirs secrets et présente comme régressions) ne sont eux aussi qu'une manifestation interne provoquée par réaction aux inhibitions réflexes résultant d'actions et réactions qui précèdent le sommeil ou l'accompagnent » (Bechterew).

C'est encore à la psychoréflexologie objective qu'il appartient de vérifier si l'évolution psychique de l'enfant passe bien inévitablement par une phase de libido homosexuelle, et si le pivot du psychisme naissant réside bien dans la sexualité à l'exclusion de toutes autres aspirations et de toutes autres voies psychoréflexes. Le bien-fondé de la symbolique pansexualiste de Freud doit être établi non sur des affirmations simples, mais sur des constatations objectives concordantes des voies commissurales d'associations cérébro-spinales. L'interprétation des rêves doit être corroborée par des recoupements confirmatifs et des contrôles physiologiques, sinon elle est passible de l'imputation d'arbitraire. La psychanalyse des névroses et leur origine indiscutablement attribuée aux conflits et refoulements de la libido ne seront défendables, soutenables et définitivement établis que sur des démonstrations biocliniques ou anatomopathologiques positives et sur des analyses détaillées, décomposant pièce par pièce leurs déterminants, et les complexes d'arcs nerveux psychoréflexes qui les suscitent. Les retours autoérotiques à l'onanisme impulsif irrésistible, les fétichismes et aberrations de sexualité peuvent être envisagés comme des régressions à des réactions aberrantes, rappels des circuits nerveux directs, esquissés à une phase de développement moins avancé ; il n'y a rien là que de conforme à l'ontogénie, à la phylogénèse et à la conception de la pathologie comme exagération des phénomènes physiologiques.

L'empire des impulsions obsédantes et leur triomphe sur les résistances de la censure fléchissante sont aussi conformes à l'observation des faits. Il y a, dans les conceptions de Freud, toute une importante partie déjà corroborée par l'expérience. Dès qu'on passe hors du terrain positif et concordant avec les données acquises par analogie, l'inquiétude commence et l'on perd pied sur le terrain des spéculations hypothétiques et des conceptions personnelles arbitraires. Le génie et la pénétration subtile de Freud n'excluent pas un monoïdisme troublant, le Freudisme s'élève contre la psychologie introspective réduite à l'examen des faits de conscience, mais il relève des mêmes objections critiques. Il est lui-même susceptible sur un certain nombre de points d'être considéré comme une construction verbale et une idéologie étroitement exclusive. Il en sera ainsi tant qu'il n'aura pas trouvé ses moyens objectifs de contrôle et de confirmation méthodique, scientifique et expérimentale.

« L'édifice théorique de la Psychanalyse... n'est en réalité qu'une superstructure que nous devons asseoir sur sa base organique » (Freud).

TABLE DES MATIÈRES

TABLE DES MATIÈRES

PREMIÈRE PARTIE

EXPOSÉ DU FREUDISME

DEUXIÈME PARTIE

CRITIQUE DU FREUDISME

Psychologie et psychanalyse

aux éditions L'Harmattan

Dernières parutions

LA TECHNIQUE EN PSYCHANALYSE D'ENFANT

Athanassiou-Popesco Cléopâtre

Comment avoir des règles immuables pour pénétrer le monde interne d'un homme ou d'un enfant ? La technique est au service de l'instauration d'un cadre permettant au patient de développer librement sa pensée. Il s'agit bien d'une technique nourrie de science et d'art. Elle doit s'adapter à la personnalité et à la pathologie de chacun. La technique est indispensable tout au long d'un traitement psychanalytique. Ce sont les patients qui guident quant aux bien-fondés de la technique utilisée. Les enfants, eux, savent bien où est leur souffrance et quelle est l'exacte rencontre qui permet de la soulager.

(Coll. Études Psychanalytiques, 29.00 euros, 282 p.)

ISBN : 978-2-343-12560-2, ISBN EBOOK : 978-2-14-004304-8

APPROCHE STRUCTURALE DE L'AUTISME ET LA PSYCHOSE INFANTILE

Olivos Alejandro

La question de l'autisme met en évidence, aujourd'hui, dans le lien social, ainsi que dans les rapports que la science entretient avec la réalité, un réel absolument opaque et impossible à évaluer. L'autiste est un sujet qui refuse le lien à l'Autre à travers la parole, mais qui n'est pas pour autant en dehors du champ du langage. C'est un sujet hors-discours, mais pas hors-langage. La question de l'autisme et de la psychose infantile sera donc abordée à partir d'une approche structurale.

(Coll. Psycho-Logiques, 26.00 euros, 248 p.)

ISBN : 978-2-343-12322-6, ISBN EBOOK : 978-2-14-004223-2

LES ORTHOGRAPHES DU DÉSIR

Fainsilber Liliane

Toute l'efficacité de la psychanalyse tient aux pouvoirs de la parole. Ayant effectué une incursion dans le monde topologique, avec la théorie des graphes, Lacan invente, pour l'usage des psychanalystes, le graphe du désir. Il a ainsi développé un système permettant de déchiffrer les mécanismes langagiers du symptôme et de son interprétation. Cet ouvrage se veut donc un outil clinique pour les psychanalystes.

(Coll. Études Psychanalytiques, 29.00 euros, 262 p.)

ISBN : 978-2-343-10551-2, ISBN EBOOK : 978-2-14-004188-4

INCONSCIENT ET ALGORITHMES
Le Dorze Albert
L'inconscient, non opératoire et inutile, est relégué au musée des curiosités par le moderne algorithme qui promeut l'utilisation maximale de notre capital humain. Le structuralisme et ses variantes psychanalytiques prônent l'idéal mathématique, rejettent l'émotionnel et se réclament de la linguistique structurale. Mais pouvons-nous vraiment réduire le désir et la religion à des symboles formalisables ? Et que devient la pure causalité psychique ?
(Coll. Psychanalyse et civilisations, 17.50 euros, 160 p.)
ISBN : 978-2-343-12444-5, ISBN EBOOK : 978-2-14-004099-3

UN CŒUR D'ENFANT ?
Enquête généalogique sur l'expérience de l'enfant
Tome 1 : S'émanciper et s'épanouir
Tome 2 : Socialiser et libérer
Dubreucq Éric
L'expérience de l'enfant a acquis, durant les deux derniers siècles, une centralité totalement nouvelle ; cet ouvrage en proposera donc la généalogie. Il explorera les pratiques et les techniques (éducatives, pédagogiques) qui organisent la production de son être intérieur et intime, la configuration et la formation, en lui, d'un sujet. Distribuée en deux volumes, cette enquête retracera la naissance et le développement des stratégies de subjectivation et de configuration de l'être enfantin.
(Tome 1 : Coll. Recherches et innovations, 31.00 euros, 300 p.)
ISBN : 978-2-343-12184-0, ISBN EBOOK : 978-2-14-004170-9
(Tome 2 : Coll. Recherches et innovations, 28.50 euros, 274 p.)
ISBN : 978-2-343-12185-7, ISBN EBOOK : 978-2-14-004171-6

JACQUES INAUDI (1867-1950)
Un jeune calculateur prodige - Étudié par Broca, Charcot & Binet
A young calculator prodigy - Studied by Broca, Charcot & Binet
Nicolas Serge
Jacques Inaudi (1867-1950) est considéré comme l'un des plus prodigieux calculateurs mentaux de tous les temps. Il pouvait résoudre de tête très rapidement, et très précisément, des calculs arithmétiques complexes. Il fut étudié par Broca en 1880, puis par Charcot et Binet en 1892. Si le cas Inaudi a inauguré l'étude scientifique de la mémoire experte, il a orienté la psychologie française vers l'étude clinique des sujets singuliers ou extraordinaires (édition bilingue français-anglais).
(Coll. Histoire de la psychologie - History of Psychology, 28.00 euros, 278 p.)
ISBN : 978-2-343-12330-1, ISBN EBOOK : 978-2-14-004166-2

CLINIQUE PSYCHANALYTIQUE ET LIEN SOCIAL
Sous la direction de Joseph Rouzel
Dépassée, la psychanalyse ? Un vent nouveau pousse à l'invention. Les résistances, depuis Freud, se développent. Elles épousent les variations des sociétés modernes. La cure analytique, par exemple, n'a jamais attiré autant de patients. Les arts, la littérature, la musique, le cinéma, mais aussi tous les espaces sociaux, dialoguent avec la psychanalyse. Donc non seulement la psychanalyse n'est pas morte, mais

le lecteur va pouvoir lire ici, sous la plume d'un collectif d'auteurs engagés dans la psychanalyse, les lettres qui s'ensuivent de cette bonne nouvelle.
(14.00 euros, 126 p.)
ISBN : 978-2-343-11653-2, ISBN EBOOK : 978-2-14-003973-7

LA LETTRE DE L'INCONSCIENT
Freud, Lacan et quelques autres au pied de la lettre
Rouzel Joseph - Préface de Jacques Cabassut
Dans la parole de l'analysant comme dans celle de l'analyste, il n'y a pas autre chose que l'écriture de la lettre. Cet ouvrage, qui étudie Freud et Lacan, s'ouvre surtout à l'usage clinique qui en est fait dans la théorie et la pratique de la psychanalyse. Il faut entendre par lettre, au-delà de la lettre d'alphabet, tous les processus de traçages inconscients qui perforent et bordent le réel. Ce qui implique, dans la clinique analytique, de savoir lire.
(26.00 euros, 258 p.)
ISBN : 978-2-343-11652-5, ISBN EBOOK : 978-2-14-003974-4

CONTES ET PSYCHOTHÉRAPIE
Du conte traditionnel à l'histoire thérapeutique
Lepoivre Michel
L'auteur s'inspire de contes traditionnels relativement peu connus, pour développer un mode d'approche interactive original, propice à l'émergence d'un conte imaginé. L'ouvrage propose de nombreux contes thérapeutiques créés en fonction de situations cliniques diverses (enfant, adulte, couple et famille), ainsi que des outils pour stimuler et orienter la créativité des praticiens (psychothérapeute, éducateur, pédagogue...).
(Coll. Art-thérapie, 38.00 euros, 384 p.)
ISBN : 978-2-343-11056-1, ISBN EBOOK : 978-2-14-003888-4

FIGURES DU VIDE
Psychopathologie et hypermodernité
Sous la direction de Franca Madioni
L'*homo technologicus*, individu de l'hypermodernité, incarne une mythologie narcissique qui impose une révision de la psychopathologie. Individus troublés par le rapport à une réalité hédoniste, favorisant une clinique du vide, ils confrontent le thérapeute à l'atmosphère existentielle psychotique de la psychopathologie moderne. Les fondements du discours clinique sont revisités sous le regard de la phénoménologie et de la psychanalyse.
(Coll. Études Psychanalytiques, 30.00 euros, 296 p.)
ISBN : 978-2-343-11616-7, ISBN EBOOK : 978-2-14-003954-6

VERBIER PSYCHANALYTIQUE
Hachet Pascal
Cet essai de psychanalyse allie des réflexions courtes à des fragments discursifs qui correspondent à des propos de patients. Ce petit livre s'inscrit dans la filiation des écrits psychanalytiques brefs que nous devons à Abraham, Pontalis et Racamier.
(Coll. Psychanalyse et civilisations, 14.50 euros, 130 p.)
ISBN : 978-2-343-12181-9, ISBN EBOOK : 978-2-14-004036-8

VERS UNE (RÉ)ADAPTATION ÉCOLOGIQUE
Dalla Piazza Serge
À la fois essai et traité, cet ouvrage propose une nouvelle vision de la (ré)adaptation afin qu'elle s'inscrive dans un contexte écologique au niveau de l'individu blessé ou malade. Des perspectives évaluatives et méthodologiques adaptées sont ainsi proposées en adéquation avec cette nouvelle approche. Trois concepts majeurs sont ainsi introduits : il n'y a pas d'évolution vers un idéal personnel ou sociétal ; l'adaptation est toujours un mécanisme relatif à un environnement à un moment donné ; la (ré)adaptation ne peut jamais qu'avoir une base communautaire et s'inscrire dans l'avenir.
(Coll. Au carrefour du social, 24.50 euros, 232 p.)
ISBN : 978-2-343-12106-2, ISBN EBOOK : 978-2-14-003951-5

LE DÉMIURGE ET LE FUNAMBULE
Brancusi & Giacometti
Marinov Vladimir - Préface de Jacques André
Sisyphe remontant indéfiniment son rocher, Pygmalion amoureux de sa création, Gepetto fabriquant Pinocchio : nombreux sont les mythes où le sculpteur travaille la matière pour lui donner forme et vie. Dans cet ouvrage, l'œuvre de Brancusi et de Giacometti est étudiée sous l'angle psychanalytique. Et, si Brancusi crée comme un démiurge, Giacometti conçoit comme un funambule. Ces deux monstres sacrés de notre modernité sont amenés ici à dialoguer.
(Coll. Études Psychanalytiques, 42.00 euros, 534 p.)
ISBN : 978-2-343-11837-6, ISBN EBOOK : 978-2-14-003588-3

UN FIL ROUGE
Ce qui relie l'œuvre d'un auteur à son enfance, selon la théorie d'Alice Miller – Abécédaire
Lejosne Christian - Postface : Interview d'Alice Miller par Olivier Maurel
Depuis qu'il a lu *La souffrance muette de l'enfant*, d'Alice Miller, l'auteur de ce livre ne peut s'empêcher, à la lecture de textes ou de biographies d'auteurs, d'essayer de repérer la clé qui fut le déclencheur de leur art. Il utilise ici cette méthode, en se penchant sur les vingt-six auteurs (Capote, Kafka, Orwell, Zorn...) qui forment cet abécédaire. Il conclut par un retour sur l'enfance d'Alice Miller, où siège le fil rouge de son œuvre.
(Coll. Psycho-Logiques, 15.00 euros, 134 p.)
ISBN : 978-2-343-11688-4, ISBN EBOOK : 978-2-14-003771-9

L'HARMATTAN ITALIA
Via Degli Artisti 15; 10124 Torino
harmattan.italia@gmail.com

L'HARMATTAN HONGRIE
Könyvesbolt ; Kossuth L. u. 14-16
1053 Budapest

L'HARMATTAN KINSHASA
185, avenue Nyangwe
Commune de Lingwala
Kinshasa, R.D. Congo
(00243) 998697603 ou (00243) 999229662

L'HARMATTAN CONGO
67, av. E. P. Lumumba
Bât. – Congo Pharmacie (Bib. Nat.)
BP2874 Brazzaville
harmattan.congo@yahoo.fr

L'HARMATTAN GUINÉE
Almamya Rue KA 028, en face
du restaurant Le Cèdre
OKB agency BP 3470 Conakry
(00224) 657 20 85 08 / 664 28 91 96
harmattanguinee@yahoo.fr

L'HARMATTAN MALI
Rue 73, Porte 536, Niamakoro,
Cité Unicef, Bamako
Tél. 00 (223) 20205724 / +(223) 76378082
poudiougopaul@yahoo.fr
pp.harmattan@gmail.com

L'HARMATTAN CAMEROUN
TSINGA/FECAFOOT
BP 11486 Yaoundé
699198028/675441949
harmattancam@yahoo.com

L'HARMATTAN CÔTE D'IVOIRE
Résidence Karl / cité des arts
Abidjan-Cocody 03 BP 1588 Abidjan 03
(00225) 05 77 87 31
etien_nda@yahoo.fr

L'HARMATTAN BURKINA
Penou Achille Some
Ouagadougou
(+226) 70 26 88 27

L'HARMATTAN SÉNÉGAL
10 VDN en face Mermoz, après le pont de Fann
BP 45034 Dakar Fann
33 825 98 58 / 33 860 9858
senharmattan@gmail.com / senlibraire@gmail.com
www.harmattansenegal.com

www.ingramcontent.com/pod-product-compliance
Lightning Source LLC
LaVergne TN
LVHW011259061026
849535LV00005B/1312